新文京開發出版股份有限公司

NEW WCDP

新世紀・新視野・新文京 — 精選教科書・考試用書・專業參考書

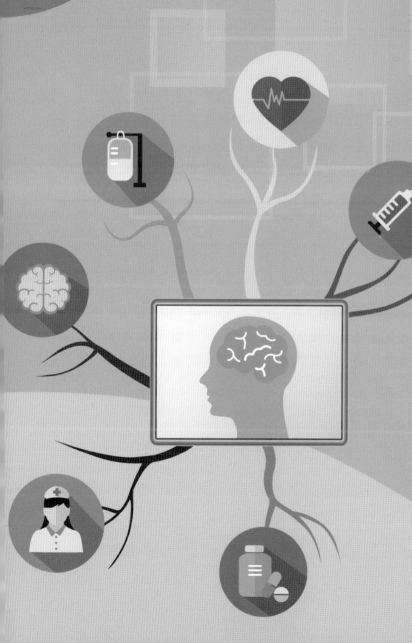

基本護理學

總複習　心智圖解析

林玫君　編著

耕莘健康管理專科學校

MIND MAPS IN
FUNDAMENTALS OF NURSING

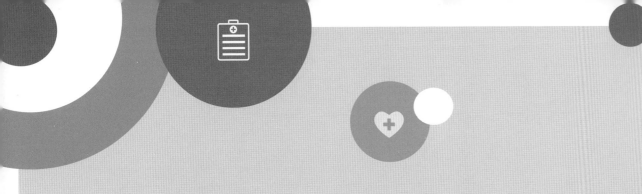

序 言

PREFACE

　　護理科系學生學習基本護理學時，須整合基礎醫學知識，依照生理、心理、靈性、社會層面進行系統性與整體性評估病人的健康狀況，並依病人個別需要，運用護理過程，提供護理專業措施，協助病人及其家屬促進及恢復健康並預防疾病。心智圖法的學習介入可提供學生做筆記時，加以融會貫通並統整各種專業知識。製作筆記的過程雖然耗時，但可經由製作過程來加強記憶。筆記中關鍵字的決定及認定也考驗著學生學習自信。很多學生習慣選擇其他人或師長的重點製作成筆記，但往往忘記了筆記是要依自己的學習狀況而定。製作筆記的過程中，除了可訓練學生的思考與統整能力之外，亦能喚起其主動學習的正面態度。

　　護理專業的培育是一個動態的終生學習過程，其是一個嚴謹的批判性思維程序，更是提供病人個別性照護，以病人為中心，思考符合病人需要的照護模式。護理過程乃護理教育中一項很重要的學習內容，學生可透過護理過程來發現病人問題，並提供護理措施，最後評價其護理成效。然而筆者於臨床教學中常發現，對於初入醫院實習之學生而言，運用護理過程進行照護工作，會因其對護理過程概念不清楚、習慣採直線式思考模式，而無法連結過去所學達到良好的病人照護，易使照護工作缺乏個別性。心智圖法即是把主要概念放在圖的中心，與以病人為中心的護理模式相似，將病人放在圖中央，有了具像的圖示提醒，可協助學生運用右腦進行腦力激盪，去觀察評估及發現病人之問題與需要，再應用左腦組織收集的主、客觀資料，加強理解性思考，進而考量病人的整體性問題。

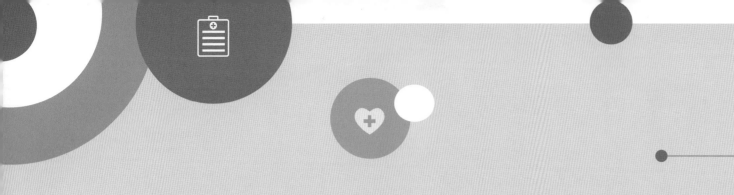

序 言
PREFACE

　　心智圖法是一種幫助整合思想與訊息的思考方法，亦是一種思考圖像化的學習策略。結構上，具備開放性及系統性的特點，讓學生能自由地激發思維，發揮聯想力，又能有層次地將各類想法組織起來，以刺激大腦作出各方面的反應，從而得以發揮全腦思考的多元化功能。在護理過程中，護理人員需要具備批判性思考及敏銳的邏輯能力，快速且正確地確認病人及其家屬之健康問題，應用資源提供個別性照護活動。心智圖法有提高思考能力之功效，亦有助於臨床決策的提升。因此，建議護理教育中可廣泛推廣心智圖法的使用。

林玫君 謹識

耕莘健康管理專科學校助理教授

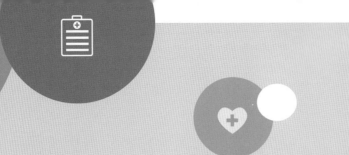

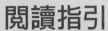

　　本書有別於一般護理書,不使用冗長的文字敘述,而是利用心智圖列出重要的關鍵字來串聯相關之重要資訊,讓閱讀及記憶變的簡單容易。心智圖筆記實屬個人對單元之見解及認知,其組織及學習方法僅提供建議,而非單一標準。鼓勵讀者能有自我整合的參與,以利學習深度的提升。

本書閱讀指引:

1. 閱讀依循方向

　　心智圖之閱讀以順時針方向進行子標題之閱讀,當單元的架構了解後,再進行每一支線的詳細閱讀。

2. 採重點關鍵字,提高學習成效

　　心智圖藉由重點關鍵字來串聯相關重點,方便辨別內文核心概念,提高學習成效。

3. 藉由主圖圖像強化記憶

　　經由視覺圖像呈現大腦思考內容,進而提高讀者的記憶與理解力。

4. 利用記號輔助說明

　　心智圖筆記中若有虛線連結,表示有其關聯性;若出現問號,表示是或否之情況題。

5. 醫學縮寫彙整,掌握護理重點

　　書中提供了醫學用詞的縮寫彙整,可有效掌握護理重點,建立完備的臨床概念。常見醫學縮寫如下所示:

常見醫學縮寫

ADH　抗利尿激素

AIDS　後天免疫缺乏症候群；
　　　愛滋病

ATP　三磷酸腺苷

B cell　B 細胞

BMI　身體質量指數

BP　血壓

BS　血糖

BT　體溫

BW　體重

CBC/DC　全血球計數 / 白血
　　　球分類計數

CO　心輸出量

CO_2　二氧化碳

CPR　心肺復甦術

CXR　胸腔 X 光

D_5S　葡萄糖鹽水溶液

$D_{10}W$　10% 葡萄糖溶液

DNA　去氧核醣核酸

DTR　深層肌腱反射

ER　急診室

ESR　紅血球沉降率

G (–)　革蘭氏陰性菌

G (+)　革蘭氏陽性菌

gtt　滴

Hb　血紅素

Hct　血比容

HR　心跳速率

IBW　理想體重

ICU　加護病房

I/O　輸入 / 輸出

JVE/JVD　頸靜脈怒張、
　　　　頸靜脈擴張

LR　乳酸林格氏溶液

mOsm　毫滲莫耳

Na^+-K^+ pump　鈉 - 鉀幫浦

NPO　禁食

NR　正常值

NREM　非快速動眼期

N/S　生理食鹽水

O_2　氧氣

$PaCO_2$　動脈血二氧化碳分壓

pH　酸鹼值

PLT　血小板

PR　脈搏速率

RBC　紅血球

REM　快速動眼期

RNA　核醣核酸

RR　呼吸速率

SARS　嚴重急性呼吸道症候群

S/S　徵象 / 症狀

T cell　T 細胞

Taita　台大輸液

TPR　體溫、脈搏、呼吸

U/A　尿液分析

U/C　尿液培養檢查

V/S　生命徵象

WBC　白血球

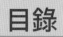
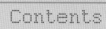

目錄
Contents

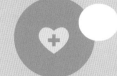
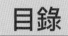

目錄
Contents

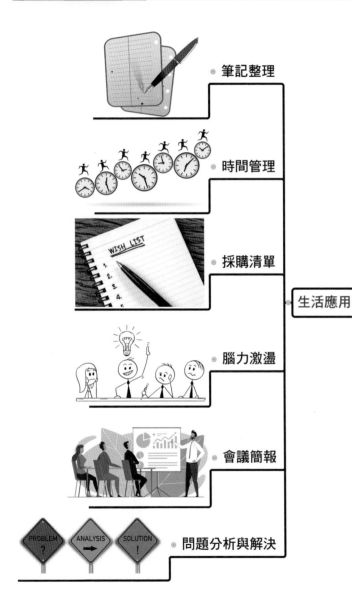

筆記整理

時間管理

採購清單

腦力激盪

會議簡報

問題分析與解決

生活應用

心智圖概述

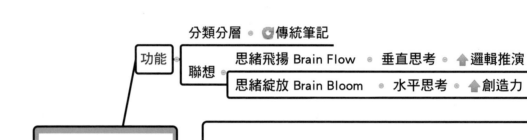

功能

分類分層 ◦ 傳統筆記

聯想

思緒飛揚 Brain Flow ◦ 垂直思考 ◦ 邏輯推演

思緒綻放 Brain Bloom ◦ 水平思考 ◦ 創造力

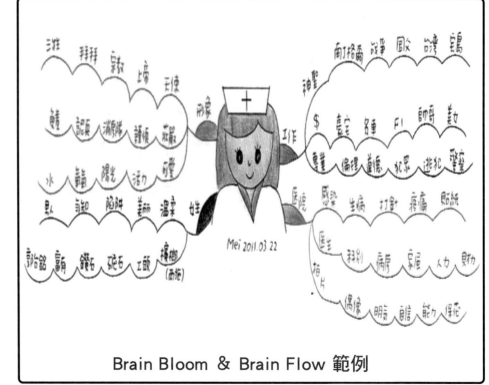

Brain Bloom & Brain Flow 範例

▶▶重點整理 | **1-1 心智圖概述**

※ 心智圖法的功能與應用

大部分人多用**左腦**思考，習慣用直線思維，而心智圖法的教學設計可以幫助左右腦並用，運用到**右腦**的韻律、色彩、空間、想像力、白日夢、整體，及左腦的表單、文字、數字、行列、順序與邏輯，產生更多聯想，以發展擴散性思維，同時亦可將各種想法、訊息有系統地整合。心智圖依照功能大致可分成兩大類。

1. 分類分層心智圖

   功能主要在將知識或事物做分類，可用於代替傳統筆記、在大腦建立整體架構，以幫助記憶、學習和思考決策。

2. 聯想心智圖

   功能主要在透過思緒飛揚 (Brain Flow) 和思緒綻放 (Brain Bloom) 兩種機制，做腦力激盪進行事物聯想，以幫助思考和決策。

   心智圖可以應用的範圍相當廣泛，包含日常生活的記憶提升、學習筆記整理、準備考試、書籍／報章雜誌重點整理、讀書心得、聽演講筆記、準備演講稿、日記、行程規劃、時間管理、採購清單、會議記錄、腦力激盪、創意思考、決策分析等。

※ 心智圖於教學上之應用

心智圖應用於學習策略已有很多的例證與相關研究，例如：運用於閱讀、舞蹈認知課程等，可讓學習者學習如何摘要重點、組織內容及增加思考面向，讓學生的思考不再抽象並且得以多元的連結舊有經驗。在護理學生學習中，護理過程是一項很重要的學習內容，學生透過護理過程來發現病人問題，並提供護理措施，最後評價其護理成效。臨床教學經驗中常發現學生的思考模式多為直線式思考，較不能聯結過去學習經驗，進行完整性評估，因此在書寫護理照護計畫時多以參酌書本為主。然而臨床護理實務工作中，強調病人之個別性照護，護理過程應以病人為中心，思考符合病人需要的照護模式。

心智圖法即是把主要概念放在圖中心，因此以病人為中心的護理模式，將病人放在圖中央，有了具像的圖示提醒，可協助學生運用右腦去觀察評估、發現及腦力激盪病人之情況，應用左腦組織收集之主、客觀資料，加強理解性思考及以病人為中心之思考模式，考量病人的整體性問題。

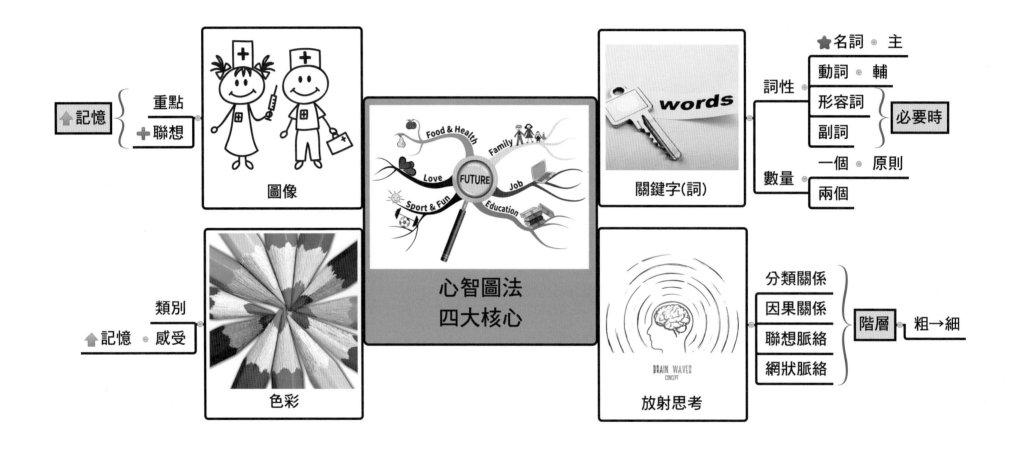

記憶 { 重點
　　　+聯想 } — 圖像

記憶 · 感受 — 類別 — 色彩

心智圖法
四大核心

關鍵字(詞) — 詞性 { ★名詞 · 主
　　　　　　　　動詞 · 輔
　　　　　　　　形容詞
　　　　　　　　副詞 } 必要時
　　　　　　數量 { 一個 · 原則
　　　　　　　　兩個 }

放射思考 — 分類關係
　　　　　因果關係
　　　　　聯想脈絡
　　　　　網狀脈絡 } 階層 · 粗→細

►► 重點整理 | **1-2 心智圖法四大核心**

表 1-1 心智圖四大核心之特色及心智圖筆記 VS. 傳統條列式筆記的說明

四大核心	核心特色	心智圖筆記	傳統條列式筆記
關鍵字	・以名詞為主、動詞次之 ・必要的形容詞與副詞 ・每一個支幹線條上只書寫一個語詞	用關鍵字記錄重點，容易閱讀，較不容易造成眼睛的負擔。關鍵重點可以加深印象	一整句純文字敘述，較不容易突顯重點，也比較容易造成眼睛閱讀的負擔。照著課本死記、硬背，硬抄寫
分類與階層化的圖解結構	・分類 ・階層化 ・樹狀結構 ・網狀脈絡 ・放射思考	放射性的結構，可以方便做筆記時，隨時在適當的地方增加內容；富有邏輯架構，能快速閱讀及找到前後因果或順序邏輯	看起來很整齊，但是不容易臨時增加重點內容，很可能因為硬要加上一些內容而使版面變得很亂
色彩	・區分主題，具分類之效果 ・與個人感受做連結，增強記憶力	將色彩帶入個人意義，發揮想像力，快樂學習，增加創造力	容易被限制在既有的框架裏
圖像	・標示重點 ・強化記憶的效果	圖像標示出重點所在，提醒目光視覺的注意力並強化記憶的效果	少有應用圖像來做提示

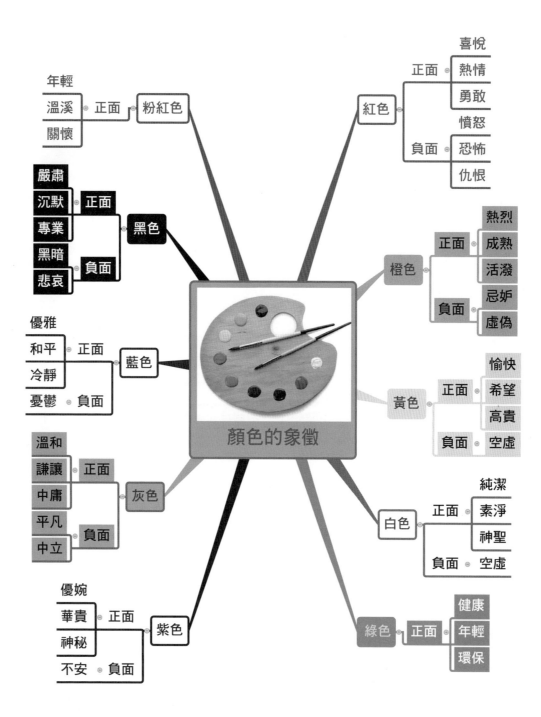

顏色的象徵

粉紅色
正面
年輕
溫溪
關懷

黑色
正面
嚴肅
沉默
專業
負面
黑暗
悲哀

藍色
正面
優雅
和平
冷靜
負面
憂鬱

灰色
正面
溫和
謙讓
中庸
負面
平凡
中立

紫色
正面
優婉
華貴
神秘
負面
不安

紅色
正面
喜悅
熱情
勇敢
負面
憤怒
恐怖
仇恨

橙色
正面
熱列
成熟
活潑
負面
忌妒
虛偽

黃色
正面
愉快
希望
高貴
負面
空虛

白色
正面
純潔
素淨
神聖
負面
空虛

綠色
正面
健康
年輕
環保

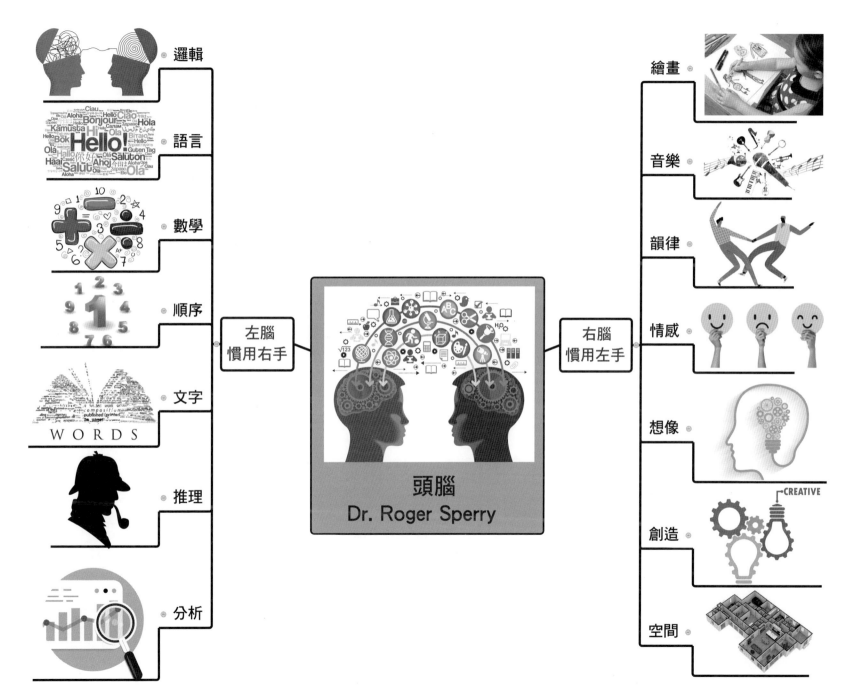

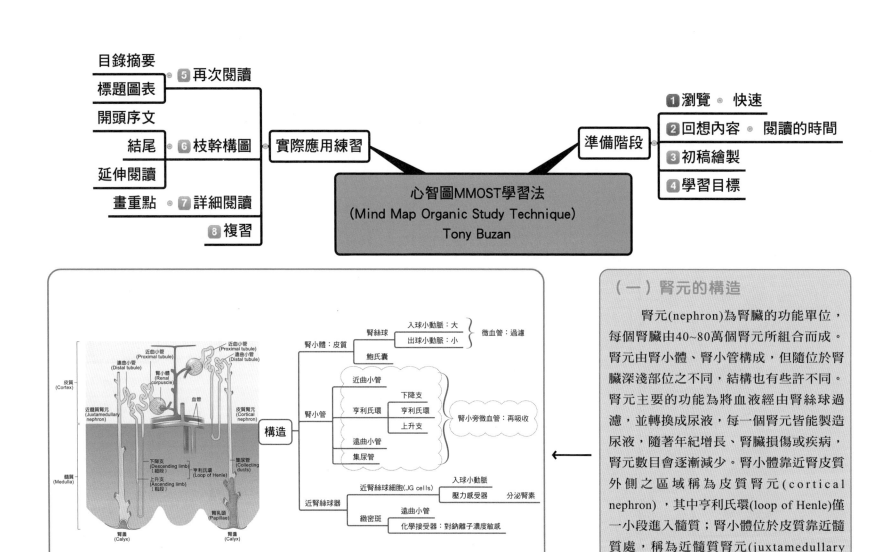

心智圖MMOST學習法
(Mind Map Organic Study Technique)
Tony Buzan

目錄摘要
標題圖表　⑤ 再次閱讀
開頭序文
結尾　⑥ 枝幹構圖　實際應用練習
延伸閱讀
畫重點　⑦ 詳細閱讀
⑧ 複習

準備階段
❶ 瀏覽　快速
❷ 回想內容　閱讀的時間
❸ 初稿繪製
❹ 學習目標

心智圖整理

構造

腎小體：皮質
　腎絲球
　　入球小動脈：大
　　出球小動脈：小　　微血管：過濾
　鮑氏囊

腎小管
　近曲小管
　亨利氏環
　　下降支
　　亨利氏環
　　上升支
　遠曲小管
　集尿管
　腎小旁微血管：再吸收

近腎絲球器
　近腎絲球細胞(JG cells)
　　入球小動脈
　　壓力感受器　分泌腎素
　緻密斑
　　遠曲小管
　　化學接受器：對鈉離子濃度敏感

腎元

（一）腎元的構造

　腎元(nephron)為腎臟的功能單位，每個腎臟由40~80萬個腎元所組合而成。腎元由腎小體、腎小管構成，但隨位於腎臟深淺部位之不同，結構也有些許不同。腎元主要的功能為將血液經由腎絲球過濾，並轉換成尿液，每一個腎元皆能製造尿液，隨著年紀增長、腎臟損傷或疾病，腎元數目會逐漸減少。腎小體靠近腎皮質外側之區域稱為皮質腎元(cortical nephron)，其中亨利氏環(loop of Henle)僅一小段進入髓質；腎小體位於皮質靠近髓質處，稱為近髓質腎元(juxtamedullary nephron)，亨利氏環深入腎髓質深處。

舉例：節錄一段文章

▶▶重點整理　1-5　心智圖 MMOST 學習法

1.　Buzan Organic Study Technique（Buzan 組織學習法）：預備階段 → 實行階段。

	子階段	說明			子階段	說明
1 預備階段	1.1 翻閱	輕鬆、快速、瀏覽目錄	2 實行階段		2.1 概觀	輕鬆、快速、組織結構、圖表
	1.2 時間與分量	設定閱讀時間			2.2 預覽	決定花多少時間閱讀多少段落
	1.3 五分鐘心智圖草圖	心智圖初稿架構			2.3 精讀	集中心力、快速閱讀、寫下重點
	1.4 設定問題與目標	擬定心智圖主軸及分支			2.4 複習	針對設定目標，進行複習

2.　蔡興正 (2014) 提出四個層次閱讀技巧

閱讀層次	主題	特色
第一個層次	初級閱讀 (Elementary Reading)	・ 初步的讀、寫能力 ・ 尋求句子意義上的了解
第二個層次	檢視閱讀 (Inspectional Reading)	・ 一定的時間內閱讀完一定分量的內容 ・ 內容結構與重點
第三個層次	分析閱讀 (Analytical Reading)	・ 無限制的時間內，對教材所做最完整的閱讀 ・ 仔細咀嚼和消化媒材
第四個層次	綜合閱讀 (Syntopical Reading)	・ 「比較閱讀」(Comparative Reading)，讀者要同時消化許多教材，針對同一課題找出彼此的關係

資料來源：蔡興正（無日期）・閱讀筆記 - 心智圖法理論與實務 -05・取自 http://seedslearningtrees.blogspot.tw/2014/07/05.html

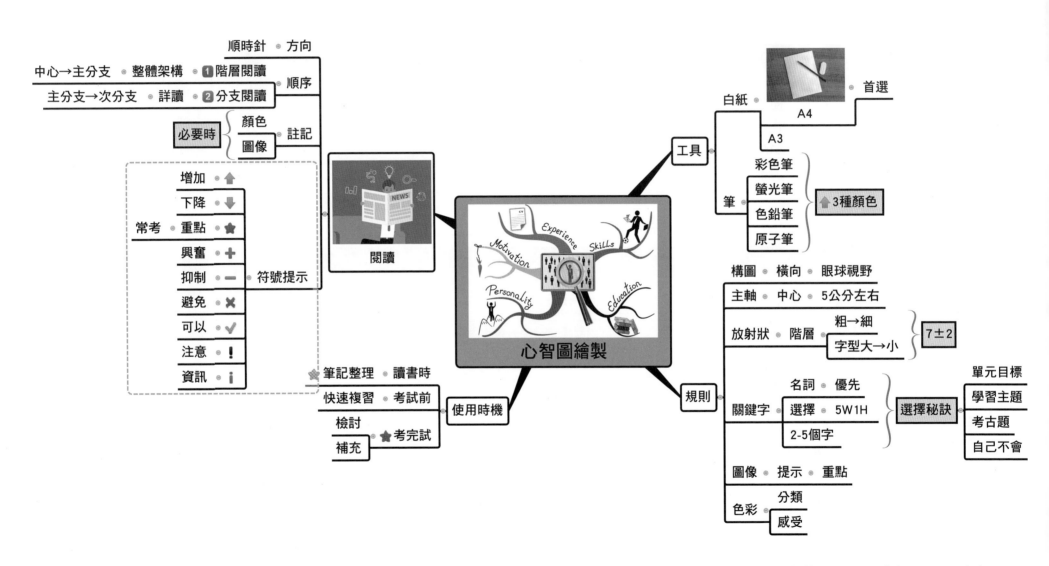

心智圖繪製

閱讀

- 整體架構
  - 中心→主分支
  - 主分支→次分支 ● 詳讀
  - 順序
    - 方向 ● 順時針
    - **1** 階層閱讀
    - **2** 分支閱讀
  - 註記 ● 必要時
    - 顏色
    - 圖像
- 符號提示
  - 增加 ● ⬆
  - 下降 ● ⬇
  - 常考 ● 重點 ● ★
  - 興奮 ● ✚
  - 抑制 ● ━
  - 避免 ● ✖
  - 可以 ● ✔
  - 注意 ● ！
  - 資訊 ● ⓘ
- 使用時機
  - 筆記整理 ● 讀書時
  - 快速複習 ● 考試前
  - 檢討 ● ★考完試
  - 補充

工具

- 白紙
  - A4 ● 首選
  - A3
- 筆
  - 彩色筆
  - 螢光筆
  - 色鉛筆
  - 原子筆
  - ⬆3種顏色

規則

- 構圖 ● 橫向 ● 眼球視野
- 主軸 ● 中心 ● 5公分左右
- 放射狀 ● 階層
  - 粗→細
  - 字型大→小
  - 7±2
- 關鍵字 ● 選擇
  - 名詞 ● 優先
  - 5W1H
  - 2-5個字
  - 選擇秘訣
    - 單元目標
    - 學習主題
    - 考古題
    - 自己不會
- 圖像 ● 提示 ● 重點
- 色彩
  - 分類
  - 感受

▲ 5W1H：何人 (Who)、何事 (What)、何時 (When)、何地 (Where)、為何 (Why) 及如何 (How)

▶▶ 重點整理 | 1-6 心智圖繪製

1. 手繪心智圖步驟

   (1) 在紙中央寫出或畫出主題，主題擺在中央，要清晰及有強烈視覺效果。

   (2) 從主題的中心向外擴張（樹狀延展），主要的分枝最好維持五到七個。近中央的分枝較粗，相關的主題可用箭號連結。

   (3) 使用「關鍵字」說明各分枝的內容。

   (4) 使用符號、顏色、文字、圖畫、數字和其他形象，表達內容的重點及分類。

   (5) 畫出關聯線或因果線條。

2. 電腦心智繪圖無法與傳統心智繪圖在視覺的變化效果上抗衡。

3. 電腦心智繪圖能夠為個人提供其方便性及高效能。

4. 電腦心智繪圖促使並加速增加同一份作品許多的變異衍生。

5. 手繪心智圖 V.S. 電腦心智圖的說明

繪製種類	使用優點	使用時機
手繪心智圖	自己動手畫圖像與塗顏色，有助於刺激右腦思考，配合心智圖邏輯架構，加速全腦並用的思考方式，對創意激發、學習記憶及全腦發展的訓練很有幫助	創意思考、腦力激盪點子收集、學習記憶
電腦心智圖	資料快速分類整理，調整彈性大，且插圖快速，跟各種軟體間相互整合，可以大幅縮短思考及資料處理時間，提升工作效率	資訊收集、資料整理筆記整理、會議紀錄問題分析

● Memo

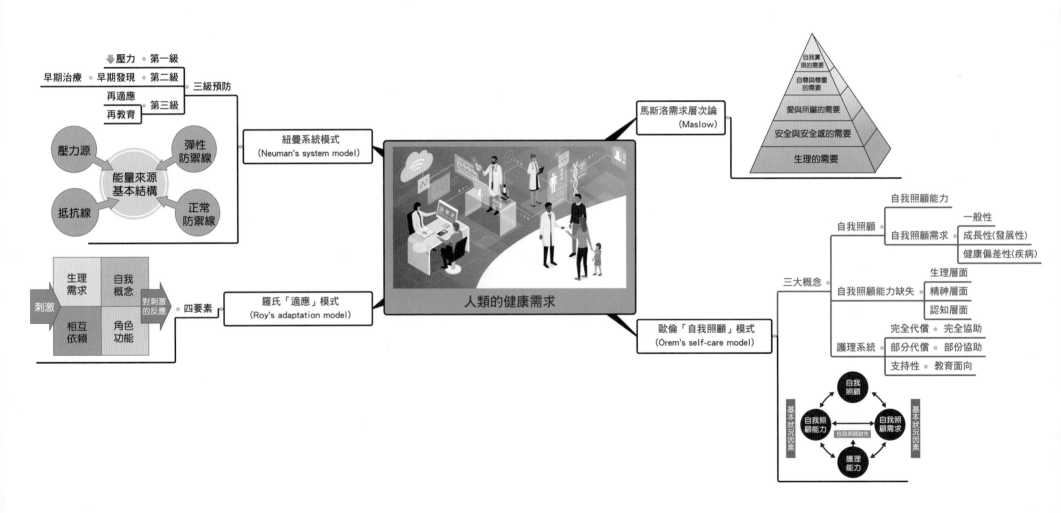

壓力 • 第一級
早期治療 • 早期發現 • 第二級
再適應 • 第三級 ── 三級預防
再教育

壓力源 彈性防禦線
能量來源基本結構
抵抗線 正常防禦線
── 紐曼系統模式 (Neuman's system model)

生理需求 自我概念
刺激 對刺激的反應 • 四要素
相互依賴 角色功能
── 羅氏「適應」模式 (Roy's adaptation model)

人類的健康需求

馬斯洛需求層次論 (Maslow)
自我實現的需要
自尊與尊重的需要
愛與所屬的需要
安全與安全感的需要
生理的需要

歐倫「自我照顧」模式 (Orem's self-care model)

自我照顧 ── 自我照顧能力
自我照顧需求 ── 一般性
成長性(發展性)
健康偏差性(疾病)

三大概念
自我照顧能力缺失 ── 生理層面
精神層面
認知層面

護理系統 ── 完全代償 • 完全協助
部分代償 • 部份協助
支持性 • 教育面向

自我照顧
基本狀況因素
自我照顧能力 自我照顧需求
自我照顧缺失
基本狀況因素
護理能力

▶▶重點整理 | 2-1 人類的健康需求

1. 健康與疾病連續線上的一端是健康極佳，另一端為死亡。

2. 老化會影響個體在健康與疾病連續線上的位置。

3. 健康與疾病之間**沒有清楚的分界線。**

4. 疾病的病程可分為開始期、接受期和恢復期，這三個階段的特性為各期不連續，也可能彼此重複。

5. 疾病病程中各分期的護理重點，開始期中最重要的是與病人建立信任感；接受期中病人最適合鼓勵其參與護理計畫；恢復期的重點是教導病人自我照顧的能力。

6. 在馬斯洛 (Maslow) 的人類基本需求層次論中，自我實現是使一個人發揮其最大的潛能，包括學習、理解和將個人能力發揮到極限。當護理人員在進行會陰沖洗時，利用適當的覆蓋來保暖及減少病人暴露的部位，是滿足病人的生理、安全及自尊的需求。

7. 每個人對壓力忍受度有程度上的不同。

8. 於短時間內、同時集中多重壓力源，可能會超過個人的身體負荷而致病。

9. 短時間內許多的微小壓力源也可能致病。

10. 若壓力源**持續時間愈長及程度愈嚴重，致病機率也愈大。**

11. 全身適應症候群 (General Adaptation Syndrome; GAS) 是指身體對壓力的生理反應：**警覺期 → 抵抗期 → 耗竭期。**

12. 壓力情境下在警覺期 (Alarm Stage) 可能出現骨骼肌血流增加、血壓及血糖上升、心跳加速等身體反應。

● Memo

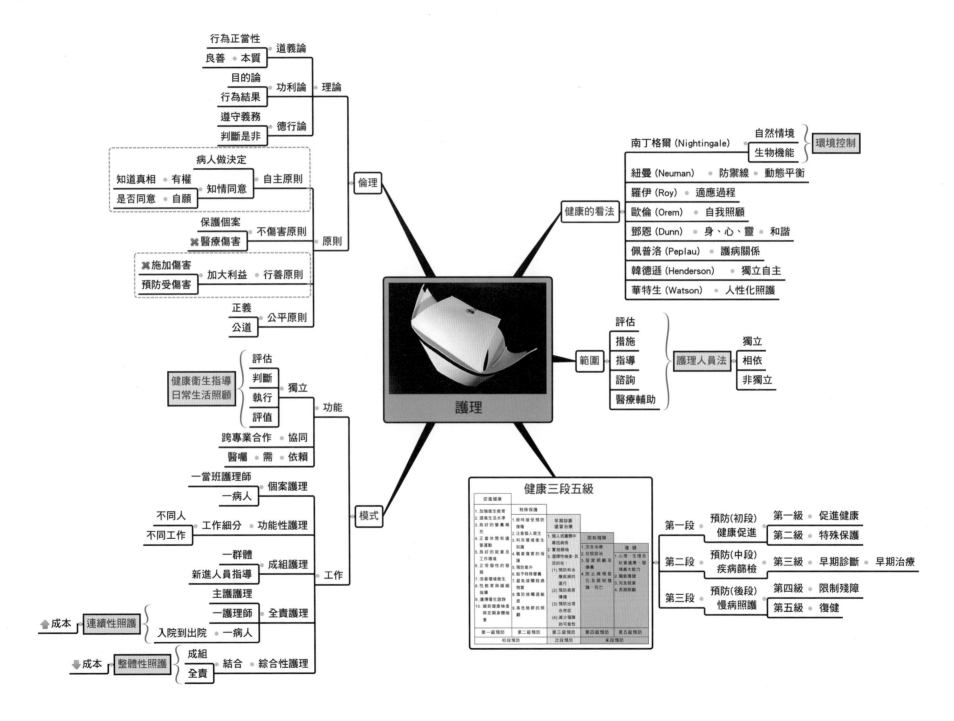

護理

倫理

理論
- 道義論 ● 本質 ● 良善 / 行為正當性
- 功利論 ● 目的論 / 行為結果
- 德行論 ● 遵守義務 / 判斷是非

原則
- 自主原則 ● 知情同意 ● 病人做決定 / 知道真相 ● 有權 / 是否同意 ● 自願
- 不傷害原則 ● 保護個案 / ✘ 醫療傷害
- 行善原則 ● 加大利益 / ✘ 施加傷害 / 預防受傷害
- 公平原則 ● 正義 / 公道

健康的看法

- 南丁格爾 (Nightingale) ● 環境控制 ● 自然情境 / 生物機能
- 紐曼 (Neuman) ● 防禦線 ● 動態平衡
- 羅伊 (Roy) ● 適應過程
- 歐倫 (Orem) ● 自我照顧
- 鄧恩 (Dunn) ● 身、心、靈 ● 和諧
- 佩普洛 (Peplau) ● 護病關係
- 韓德遜 (Henderson) ● 獨立自主
- 華特生 (Watson) ● 人性化照護

範圍

- 評估
- 措施
- 指導
- 諮詢
- 醫療輔助

護理人員法
- 獨立
- 相依
- 非獨立

功能

獨立
- 評估 / 判斷 / 執行 / 評值
- 健康衛生指導 / 日常生活照顧
- 協同 ● 跨專業合作
- 依賴 ● 需 ● 醫囑

模式

工作
- 個案護理 ● 一當班護理師 / 一病人
- 功能性護理 ● 工作細分 / 不同人 / 不同工作
- 成組護理 ● 一群體 / 新進人員指導
- 全責護理 ● 主護護理 / 一護理師 / 一病人 ● 入院到出院
- 連續性照護 ● ⬆成本
- 綜合性護理 ● 結合 ● 整體性照護 ● ⬇成本 / 成組 / 全責

健康三段五級

促進健康	特殊保護	早期診斷適當治療	限制殘障	復健
1. 加強衛生教育 2. 提高生活水準 3. 良好的營養補充 4. 正當休閒和適當運動 5. 良好的就業及工作環境 6. 正常個性的發展 7. 改善環境衛生 8. 性教育與婚姻指導 9. 遺傳優生諮詢 10. 婚前健康檢查固定期身體檢查	1. 按時接受預防接種 2. 注意個人衛生 3. 利用環境輔充知識 4. 職業傷害的保護 5. 預防意外 6. 給予特殊營養 7. 避免接觸致癌物質 8. 情防接觸過敏指 9. 高危險群的照顧	個人或團體中尋找病例 2. 實施篩檢 3. 選擇性檢查，其目的在： (1) 預防和治療疾病的進行 (2) 預防疾病傳播 (3) 預防出現合併症 (4) 減少殘障的可能性	1. 完全治療 2. 住院診治 3. 居家照顧及療養 4. 防止病情惡化及殘制殘障、死亡	1. 心理、生理及社會適應、發揮最大能力 2. 職能復健 3. 完全就業 4. 長期照顧
第一級預防	第二級預防	第三級預防	第四級預防	第五級預防
初段預防		次段預防	末段預防	

- 第一段 ● 預防(初段) / 健康促進 ● 第一級 ● 促進健康 / 第二級 ● 特殊保護
- 第二段 ● 預防(中段) / 疾病篩檢 ● 第三級 ● 早期診斷 ● 早期治療
- 第三段 ● 預防(後段) / 慢病照護 ● 第四級 ● 限制殘障 / 第五級 ● 復健

▶▶重點整理　2-2　護理

※ 倫理

1. 在護理倫理原則中，經過病人同意而進行新藥的試用，是符合**自主原則及不傷害**的倫理原則。

2. 病人有無法治癒的疾病，在意識清醒下，決定不使用任何醫療措施來延長生命，以自然的生命過程死亡，是符合**不傷害**的倫理原則。

3. 南丁格爾誓言中「勿取服或用有害之藥」，即強調護理人員應符合**不傷害**的倫理原則。

4. 護理的範疇涵蓋人、環境、健康、護理四種要素。

5. 依據護理人員法第 8 條，有關護理人員執業之規定，**應每六年接受一定時數之繼續教育**，始能辦理執業執照更新。

6. 保健的積極意義為促進健康，消極意義為避免疾病。

7. 護理服務的對象是「人」，包括生病的人及健康的人，去達到滿足人類基本需求，並促進人類的健康。

※ 模式

1. 1970 年代後起用之全責護理 (Primary Nursing)，其最大缺點是人力與經費需要量大。

2. 隔離病房最適宜採取的護理工作模式為主護護理。

3. 醫院組成靜脈注射小組，負責全院病人之靜脈注射，是屬於功能性護理模式。

4. 我國護理人員法規定護理人員的業務中，**健康問題的護理評估、預防保健的護理措施及護理指導與諮詢**是法定的**護理獨特功能**。

5. 協助病人執行床上擦澡及教導病人家屬每 2 小時為病人翻身一次，皆是屬於獨立性護理活動。

6. 指導初產婦哺餵母乳並提供相關衛教，是屬於獨立性護理措施。

7. 護理人員邀請營養師一同指導病人做飲食計畫，是屬於**協同性功能之護理**。

8. 護理人員評估後依據醫囑給予 Panadol 500 mg P.O. st.，這是屬於護理的**依賴性功能**。

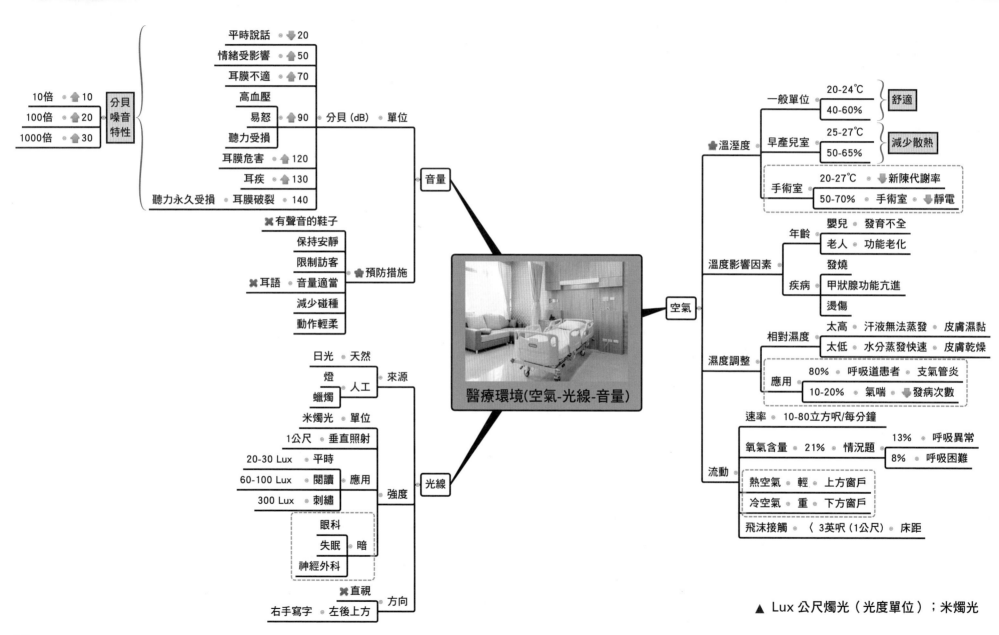

▲ Lux 公尺燭光（光度單位）；米燭光

▶▶重點整理 | 3-1 醫療環境 (空氣 - 光線 - 音量)

1. 維持舒適的醫療環境，首要的必備條件是：適當的室溫與溼度。

2. 調節醫療環境的溫度：

   (1) 當病室內室溫 28℃、溼度 80%，病人容易產生熱且自覺汗液不易蒸發的感覺。

   (2) 手術室的室溫要依麻醉方式和手術種類來調節。

   (3) 燒燙傷病房室溫應較一般病房為低；**嬰兒室的室溫需比一般室溫稍高。**

3. 調節醫療環境的溼度：**手術室的溼度宜維持在 50~70%；支氣管炎、呼吸道傳染疾病人者之病房溼度以 80% 為宜，但氣喘病人環境中溼度應比一般人溼度低。**當病房溼度太高時，可使用除溼機、空調設備或暖氣以降低之。

4. 調節醫療環境的光線：青光眼手術後第 2 天，光線應稍暗；在病房中應裝設窗簾，可避免日光直接照射。

5. 在病室內兩床相隔距離應為 **3 呎以上**，其目的為避免**飛沫接觸**感染。

6. 限制訪客人數及時間，可以維持病室安寧。

● Memo

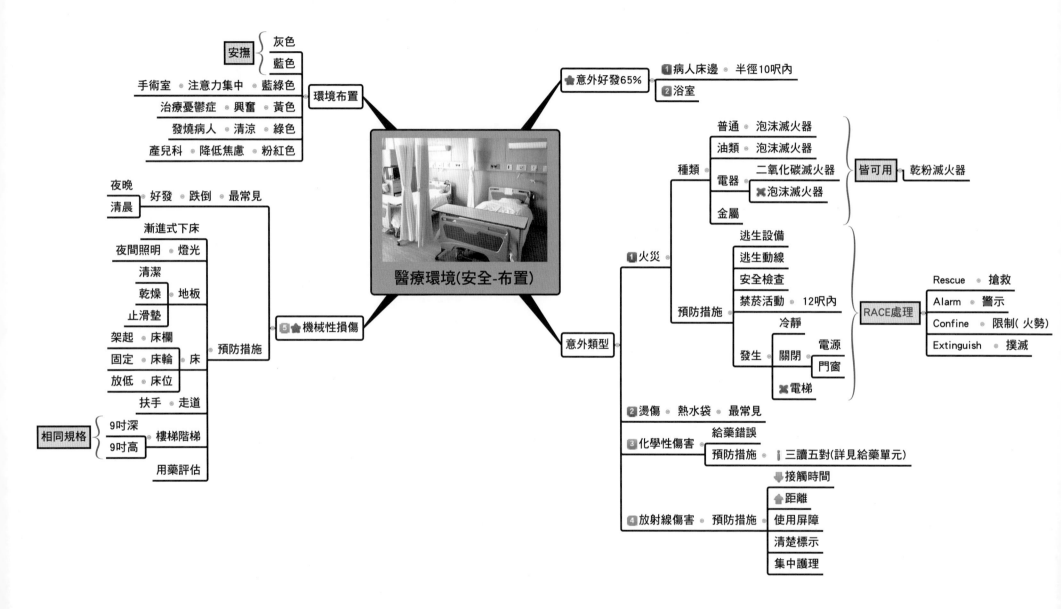

安撫
灰色
藍色
手術室 ● 注意力集中 ● 藍綠色
治療憂鬱症 ● 興奮 ● 黃色
發燒病人 ● 清涼 ● 綠色
產兒科 ● 降低焦慮 ● 粉紅色
環境布置

🌲意外好發65%
①病人床邊 ● 半徑10呎內
②浴室

醫療環境(安全-布置)

種類
普通 ● 泡沫滅火器
油類 ● 泡沫滅火器
電器 二氧化碳滅火器
❌泡沫滅火器
金屬
皆可用 ● 乾粉滅火器

①火災
逃生設備
逃生動線
安全檢查
禁菸活動 ● 12呎內
預防措施
冷靜
發生 關閉 電源
門窗
❌電梯
RACE處理
Rescue ● 搶救
Alarm ● 警示
Confine ● 限制(火勢)
Extinguish ● 撲滅

夜晚
好發 ● 跌倒 ● 最常見
清晨

漸進式下床
夜間照明 ● 燈光
清潔
乾燥 ● 地板
止滑墊
架起 ● 床欄
固定 ● 床輪 ● 床
放低 ● 床位
扶手 ● 走道
⑤🌲機械性損傷
預防措施

意外類型

相同規格
9吋深
9吋高
樓梯階梯
用藥評估

②燙傷 ● 熱水袋 ● 最常見
③化學性傷害
給藥錯誤
預防措施 ● ▮三讀五對(詳見給藥單元)

⬇接觸時間
🌲距離
④放射線傷害 ● 預防措施 ● 使用屏障
清楚標示
集中護理

▶▶重點整理 3-2 醫療環境（安全 - 布置）

1. 維持醫院地面清潔以溼拖把清潔時，先拖一半地面，待乾燥後再拖另一半；若有血液汙染，應用漂白水拖地；清潔地面的過程中，要放警示牌，請路過者小心。

2. 醫院最常見的意外傷害（機械性傷害）是**跌倒**。醫院中預防跌倒的措施，包括：

   (1) 病房應有良好的照明設備；走廊及浴室裝置扶手；病人使用後的便盆椅，宜放置浴室內。

   (2) 病床均有床欄設計；意識不清、服鎮定劑者及老年病人需使用床欄；意識紊亂個案需視情況依醫囑加以約束。

   (3) 需**評估病人服藥後的反應比評估何種藥物是否會造成跌倒重要。**

3. 當一位骨折且意識清楚的老人入院時，護理人員應安排將叫人鈴置於病人左側方便取用處。

4. 降低輻射線對人體傷害：**輻射防護**的三原則中，包括：**減少與輻射源接觸的時間、使用屏障阻擋輻射、增加人體與輻射源的距離。**當照護有放射源的病人，醫護人員應穿戴鉛領、鉛衣。

5. 當醫院出現火災時，正確疏散病人的處置：包括關掉火災區域的氧氣設備及電源；啟動火災警報器，安撫病人不要慌張及不可乘坐電梯；教導病人將毛巾沾溼覆蓋口鼻呼吸；利用床單拖拉法來搬運長期臥床病人。

6. 醫院安全防護措施：包含隨時維持安全通道的通暢；儲備足量的急救用藥品與器材；化學藥品應分類存放，以防危險。

7. 鋪床原則：

   (1) 鋪床前和鋪床後都必須要洗手。

   (2) 在鋪床時，若使用橡皮中單，上面應再加鋪布中單，以免皮膚直接接觸所造成的不適。

   (3) 護理人員鋪臥有病人床時，**宜使用肘部力量移動病人且盡量利用大肌肉群（如臀肌、腹肌）**，較不易受傷，亦可避免職業傷害。

8. 護理師執行病人移位應注意的原則：降低重心、利用大肌肉群、雙腳分開站立以加大支持底面積、保持身體前傾、盡量使用滑動的方式來移動病人。

9. 為了增加憂鬱病人興奮刺激作用，應布置米黃色色系的環境；但躁症且有攻擊行為病人布置適合藍、綠色系環境。

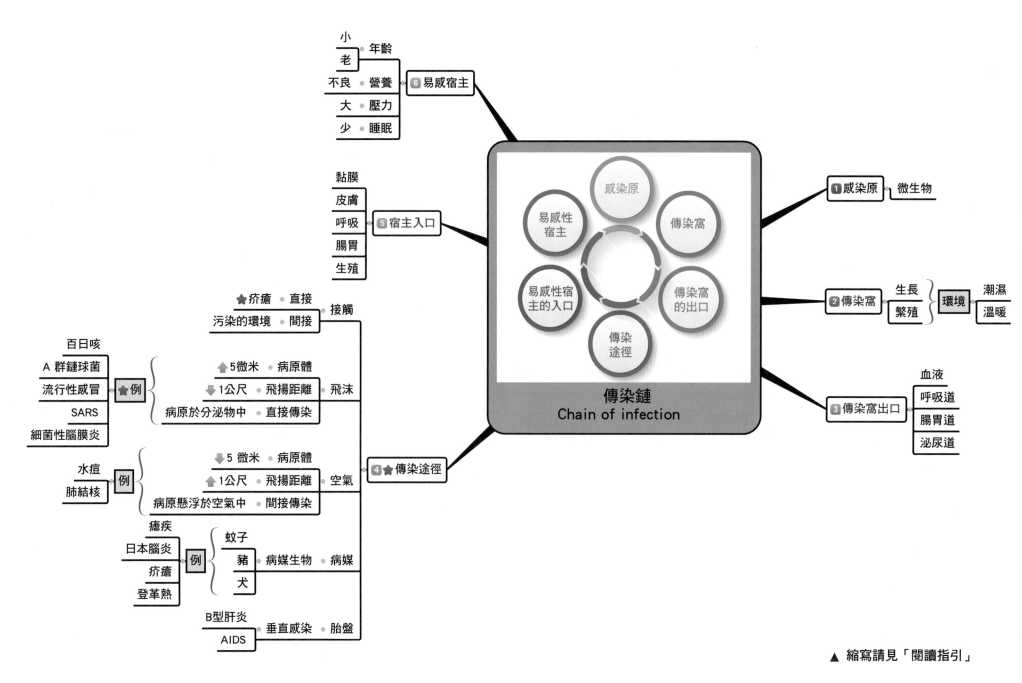

傳染鏈
Chain of infection

▲ 縮寫請見「閱讀指引」

| ▶▶重點整理 | 3-3　傳染鏈 |

1. 依據感染控制 (Infection Control) 的機轉，**外科無菌技術**執行導尿及**隔離措施**，是皆屬於**阻斷傳染途徑**來控制感染的方法。

2. 透過針頭而造成病人感染時，其傳染途徑為**間接接觸**。

3. 傳染登革熱的埃及斑蚊，是屬於傳染鏈中的**傳染途徑**。

4. 當患有傳染病之病人，於出院、轉院、死亡後，將所用過物品與環境徹底消毒的過程，稱為終期消毒。

5. 透過牛、犬、豬等將病原體傳播至宿主的方式，為病媒感染。

6. 保護性隔離又稱反隔離，是一種用來保護易受傳染病人的隔離措施。

7. 外科器械滅菌不完全，可能造成手術傷口的感染，此時未滅菌完全的「器械」是中感染窩的因素，而引發感染過程。

8. 病原體經由胎盤血液進入胎兒體內，這種傳染方式稱為**垂直傳染**。

9. 感染控制中，無生命體也可能是傳染窩，切斷了感染鏈則感染原的傳播即停止。

10. 一個人或動物雖然沒有出現症狀，但是卻帶著足以使其他生物致病的病原體，稱為帶菌者。

● Memo

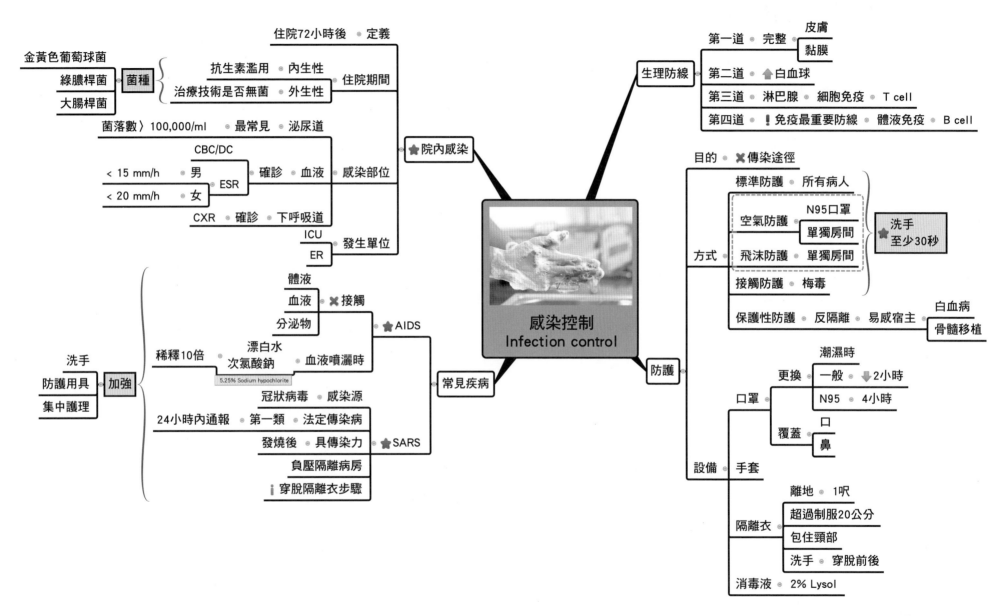

生理防線
- 第一道 ● 完整
  - 皮膚
  - 黏膜
- 第二道 ● ⬆白血球
- 第三道 ● 淋巴腺 ● 細胞免疫 ● T cell
- 第四道 ● ❗免疫最重要防線 ● 體液免疫 ● B cell

★院內感染
- 定義 ● 住院72小時後
- 住院期間
  - 內生性 ● 抗生素濫用
  - 外生性 ● 治療技術是否無菌
- 菌種
  - 金黃色葡萄球菌
  - 綠膿桿菌
  - 大腸桿菌
- 感染部位
  - 泌尿道 ● 最常見 ● 菌落數〉100,000/ml
  - 血液 ● 確診
    - CBC/DC
    - ESR
      - 男 ● < 15 mm/h
      - 女 ● < 20 mm/h
  - 下呼吸道 ● 確診 ● CXR
- 發生單位
  - ICU
  - ER

感染控制 Infection control

防護
- 目的 ● ✖傳染途徑
- 方式
  - 標準防護 ● 所有病人
  - 空氣防護
    - N95口罩
    - 單獨房間
  - 飛沫防護 ● 單獨房間
  - 接觸防護 ● 梅毒
  - ★洗手 至少30秒
  - 保護性防護 ● 反隔離 ● 易感宿主
    - 白血病
    - 骨髓移植
- 設備
  - 口罩
    - 更換
      - 潮濕時
      - 一般 ● ⬇2小時
      - N95 ● 4小時
    - 覆蓋
      - 口
      - 鼻
  - 手套
  - 隔離衣
    - 離地 ● 1呎
    - 超過制服20公分
    - 包住頸部
    - 洗手 ● 穿脫前後
  - 消毒液 ● 2% Lysol

★常見疾病
- ★AIDS
  - ✖接觸
    - 體液
    - 血液
    - 分泌物
  - 血液噴灑時
    - 漂白水
    - 次氯酸鈉 稀釋10倍
    - 5.25% Sodium hypochlorite
- ★SARS
  - 感染源 ● 冠狀病毒
  - 法定傳染病 ● 第一類 ● 24小時內通報
  - 具傳染力 ● 發燒後
  - 負壓隔離病房
  - ⓘ穿脫隔離衣步驟

加強
- 洗手
- 防護用具
- 集中護理

▲ 縮寫請見「閱讀指引」

3-4 感染控制

1. 人體防禦感染原侵入的第一道防線是完整的皮膚與黏膜。

2. 院內感染：

 (1) 現多稱為「醫療照護相關感染 (Health Care-associated Infections)」。定義是入院後出院前潛伏之感染，不包括住院前就已經潛伏的感染。

 (2) 常見的院內感染有泌尿道感染、手術傷口感染及上呼吸道感染，其中又以**泌尿道感染**為之冠。

 (3) 導致院內感染的主要原因：包括病人接受放射線治療、抗生素的誤用與濫用、病人抵抗力低、病人接受侵入性檢查與治療機會增加所致。

 (4) 有效切斷院內感染之感染鏈其中任一環節，則感染源的傳播即會停止。

 (5) 有效避免院內感染發生的防護措施：包括接觸病人前後，需正確確實洗手（控制院內感染最常用且重要的方法為洗手）；執行侵入性治療時，確實遵守無菌原則；傳染病人使用過的聽診器需確實的消毒及滅菌；謹慎使用抗生素；提高病人的抵抗力；降低侵入性治療或檢查的機會。

3. 具有傳染性的床單，更換下來後的處置方式，應先消毒，再清洗。

4. 處理所有病人的傷口或檢體，均應戴上手套。

5. 評估病人抵抗感染的能力：包括年齡、營養狀況、服用藥物。

6. 嚴重急性呼吸道症候群 (SARS)：

 (1) 是近距離傳染，主要是接觸到病人的呼吸道分泌物、體液及排泄物；屬於第一類法定傳染病，需於 24 小時內通報。

 (2) 致病原為新型變種病毒，未感染者都無抗體，其傳染力、致病力均強。

 (3) 有效阻斷 SARS 傳染需確實執行內科無菌技術。

 (4) 照顧 SARS 病人，正確的脫除隔離衣流程為：脫外層隔離衣及外層手套 → 脫面罩、紙帽、鞋套 → 脫內層隔離衣及內層手套 → 脫除 N95 口罩。

7. 愛滋病 (AIDS)：

 (1) 照護愛滋病人，採取一般標準防護措施即可。

 (2) 因輸血而感染愛滋病的傳染途徑，屬於媒介傳染。

8. 水痘、炭疽病、開放性肺結核皆是屬於空氣傳染。

9. 嚴重特殊傳染性肺炎 (Coronavirus Disease-2019; COVID-19)：

 (1) 致病原：新型冠狀病毒 (SARS-CoV-2)。

 (2) 已知宿主：蝙蝠（最大宗）。

 (3) 傳播途徑：近距離飛沫、直接或間接接觸帶有病毒的口鼻分泌物，或無呼吸道防護下長時間與確診病人處於 2 公尺內之密閉空間裡，將增加人傳人之感染風險。

 (4) 潛伏期：1~14 天（多數為 5~6 天）。

 (5) 預防方式：維持手部衛生習慣（尤其飯前與如廁後）、手部不清潔時不能碰眼口鼻、避免出入人潮擁擠、維持社交距離（室外 1 公尺，室內 1.5 公尺）、佩戴口罩。

 (6) 為第五類法定傳染病，需於 24 小時內通報。

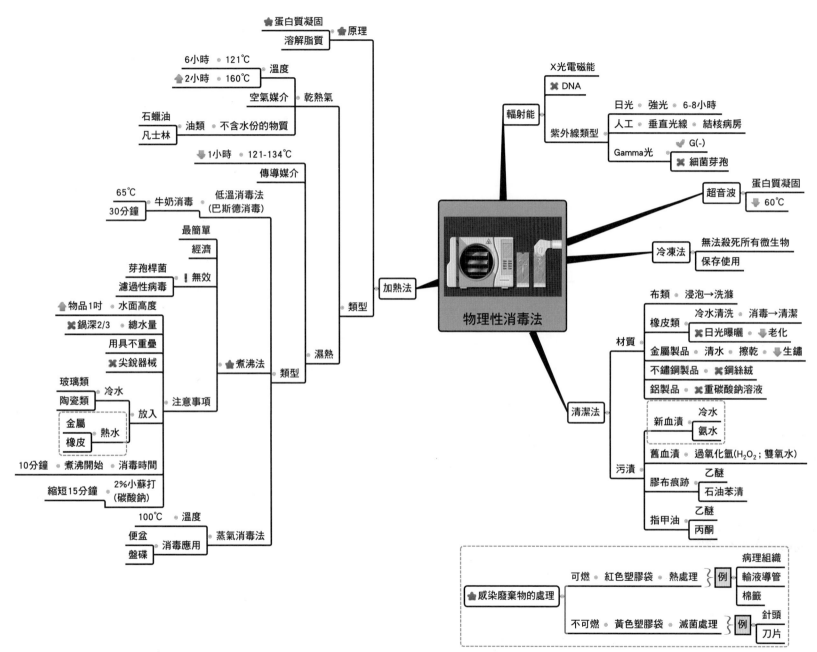

物理性消毒法

輻射能
- X光電磁能
- ✖ DNA
- 紫外線類型
  - 日光 ● 強光 ● 6-8小時
  - 人工 ● 垂直光線 ● 結核病房
  - Gamma光
    - ✔ G(-)
    - ✖ 細菌芽孢

加熱法
- 原理
  - ✿ 蛋白質凝固
  - ✿ 溶解脂質
- 乾熱氣
  - 溫度
    - 6小時 ● 121℃
    - ⬆ 2小時 ● 160℃
  - 空氣媒介
  - 油類 ● 不含水份的物質
    - 石蠟油
    - 凡士林
- 濕熱
  - 傳導媒介
  - 類型
    - 低溫消毒法 (巴斯德消毒)
      - 牛奶消毒
        - 65℃
        - 30分鐘
    - 煮沸法
      - 類型
        - 最簡單
        - 經濟
        - ! 無效
          - 芽孢桿菌
          - 濾過性病毒
      - 注意事項
        - 水面高度
          - ⬆ 物品1吋
        - 總水量
          - ✖ 鍋深2/3
        - 用具不重疊
        - ✖ 尖銳器械
        - 放入
          - 冷水
            - 玻璃類
            - 陶瓷類
          - 熱水
            - 金屬
            - 橡皮
        - 消毒時間
          - 10分鐘 ● 煮沸開始
          - 縮短15分鐘
            - 2%小蘇打 (碳酸鈉)
    - 蒸氣消毒法
      - 溫度 ● 100℃
      - 消毒應用
        - 便盆
        - 盤碟

超音波
- 蛋白質凝固
- ⬇ 60℃

冷凍法
- 無法殺死所有微生物
- 保存使用

清潔法
- 材質
  - 布類 ● 浸泡→洗滌
  - 橡皮類
    - 冷水清洗 ● 消毒→清潔
    - ✖ 日光曝曬 ● ⬇ 老化
  - 金屬製品 ● 清水 ● 擦乾 ● ⬇ 生鏽
  - 不鏽鋼製品 ● ✖ 鋼絲絨
  - 鋁製品 ● ✖ 重碳酸鈉溶液
- 污漬
  - 新血漬
    - 冷水
    - 氨水
  - 舊血漬 ● 過氧化氫(H₂O₂；雙氧水)
  - 膠布痕跡
    - 乙醚
    - 石油苯清
  - 指甲油
    - 乙醚
    - 丙酮

感染廢棄物的處理
- 可燃 ● 紅色塑膠袋 ● 熱處理
  - 例
    - 病理組織
    - 輸液導管
    - 棉籤
- 不可燃 ● 黃色塑膠袋 ● 滅菌處理
  - 例
    - 針頭
    - 刀片

▲ 縮寫請見「閱讀指引」

▶▶重點整理 | **3-5** **物理性消毒法**

1. 使用過的針頭是屬於感染性不可燃廢棄物。

2. 可燃性感染性事業廢棄物丟入紅色塑膠袋，以焚化法處理，在常溫下儲存以一日為限；不可燃性廢棄物之容器，以不易穿透的黃色塑膠袋包裝。

3. 血液檢體收集後，應將用過的棉籤依感染性可燃性廢棄物規定處理。

4. 煮沸消毒法：

   (1) **是消毒法中最經濟、簡單的消毒法。**

   (2) 鍋內的水位需蓋過欲消毒物品 1 吋以上。

   (3) **橡皮類物品要在水沸之後再放入。**

   (4) 尖銳物品經煮沸法會影響使用效果。

   (5) 嬰兒玻璃奶瓶於消毒前，應先將奶瓶洗淨；煮沸時，水面應蓋過奶瓶 1 吋以上；在冷水時放入；消毒時間以水沸騰後，開始計時 10 分鐘。

5. **物理滅菌法的原理是使細胞內蛋白質凝固。**

6. 牛奶的消毒通常是使用低溫消毒法（巴斯德消毒法）的方式。

● Memo

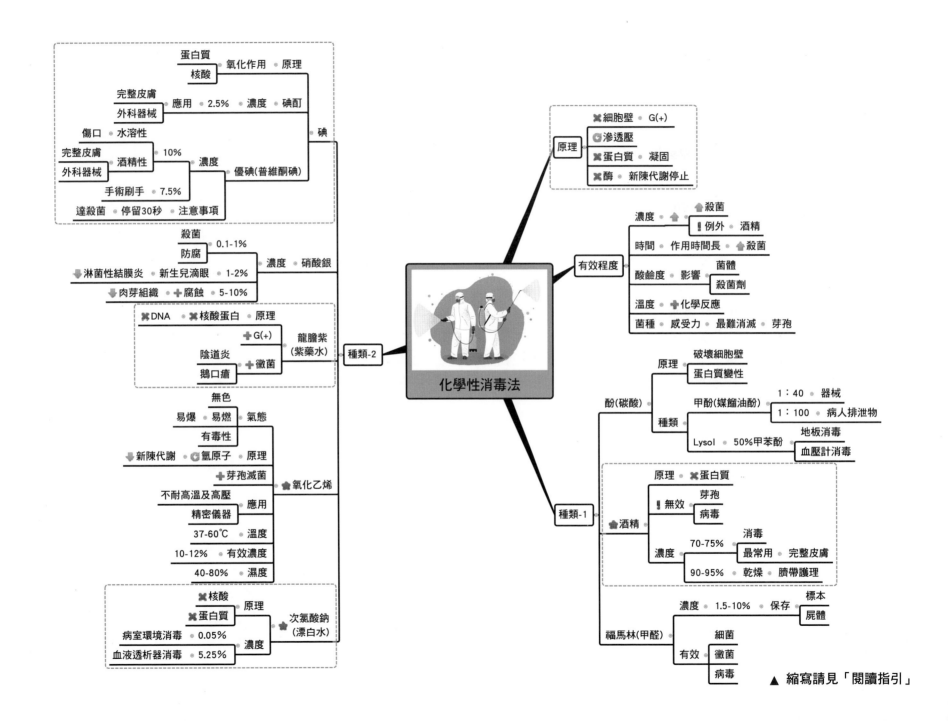

化學性消毒法

原理
- 細胞壁 · G(+)
- 滲透壓
- 蛋白質 · 凝固
- 酶 · 新陳代謝停止

有效程度
- 濃度 · ↑ · 殺菌
  - 例外 · 酒精
- 時間 · 作用時間長 · 殺菌
- 酸鹼度 · 影響 · 菌體 / 殺菌劑
- 溫度 · ↑ 化學反應
- 菌種 · 感受力 · 最難消滅 · 芽孢

碘
- 原理 · 氧化作用 · 蛋白質 / 核酸
- 碘酊 · 濃度 · 2.5% · 應用 · 完整皮膚 / 外科器械
- 優碘(普維酮碘)
  - 傷口 · 水溶性
  - 濃度 · 10% · 酒精性 · 完整皮膚 / 外科器械
  - 手術刷手 · 7.5%
  - 注意事項 · 停留30秒 · 達殺菌

硝酸銀
- 濃度 · 0.1-1% · 殺菌 / 防腐
  - 1-2% · ↓淋菌性結膜炎 · 新生兒滴眼
  - 5-10% · ↓肉芽組織 · ↑腐蝕

龍膽紫(紫藥水)
- 原理 · ✗DNA · ✗核酸蛋白
- G(+)
- ↑黴菌 · 陰道炎 / 鵝口瘡

氧化乙烯
- 氣態 · 無色 · 易爆 · 易燃
- 有毒性
- 原理 · ↓新陳代謝 · 氫原子
- ↑芽孢滅菌
- 應用 · 不耐高溫及高壓 · 精密儀器
- 溫度 · 37-60℃
- 有效濃度 · 10-12%
- 濕度 · 40-80%

次氯酸鈉(漂白水)
- 原理 · ✗核酸 · ✗蛋白質
- 濃度 · 0.05% · 病室環境消毒
- 5.25% · 血液透析器消毒

種類-1
- **酚(碳酸)**
  - 原理 · 破壞細胞壁 / 蛋白質變性
  - 種類
    - 甲酚(媒餾油酚) · 1:40 · 器械 / 1:100 · 病人排泄物
    - Lysol · 50%甲苯酚 · 地板消毒 / 血壓計消毒
- **酒精**
  - 原理 · ✗蛋白質
  - 無效 · 芽孢 / 病毒
  - 濃度 · 70-75% · 消毒 / 最常用 · 完整皮膚
  - 90-95% · 乾燥 · 臍帶護理
- **福馬林(甲醛)**
  - 濃度 · 1.5-10% · 保存 · 標本 / 屍體
  - 有效 · 細菌 / 黴菌 / 病毒

種類-2

▲ 縮寫請見「閱讀指引」

▶▶重點整理　3-6　化學性消毒法

1. 消毒 (Disinfection) 指的是利用物理或化學的方法，殺滅致病微生物的過程。

2. 臨床常用**酒精來消毒，其作用機轉使微生物產生脫水作用，引起蛋白質變性而達消毒作用。**

3. **化學消毒劑作用的時間越長則殺菌程度越高。**

4. 臨床常用的優碘溶液消毒法，可殺滅多數微生物，**除芽孢、某些病毒或黴菌之外。**

5. 水溶性的優碘可用來消毒傷口。

6. 對於舊汙染的血漬，可使用雙氧水 (H_2O_2) 清洗劑去汙。

● Memo

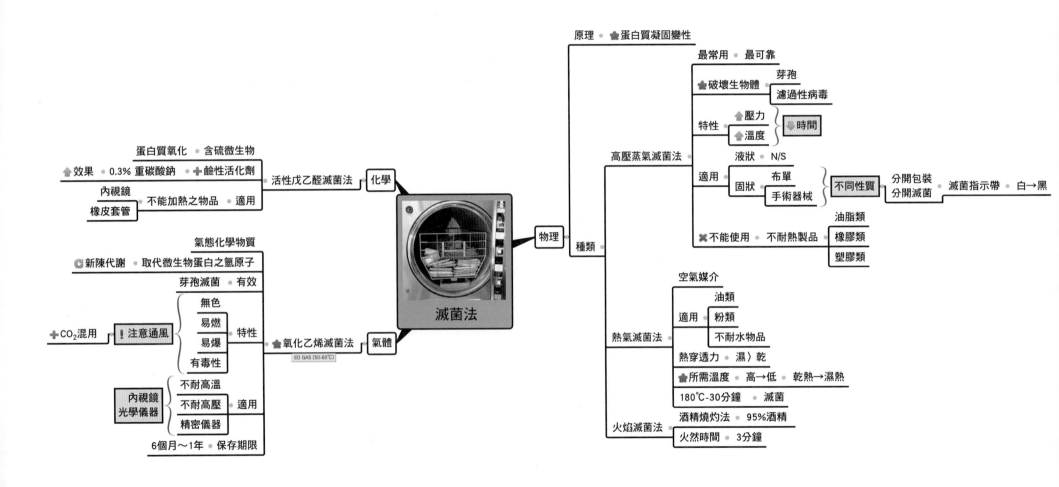

滅菌法

原理 ● ♠蛋白質凝固變性

種類

物理

高壓蒸氣滅菌法
- 最常用 ● 最可靠
- ♠破壞生物體
  - 芽孢
  - 濾過性病毒
- 特性
  - ♠壓力
  - ♠溫度
  - ⬇時間
- 適用
  - 液狀 ● N/S
  - 固狀
    - 布單
    - 手術器械
    - 不同性質 ⎱ 分開包裝 分開滅菌 ● 滅菌指示帶 ● 白→黑
- ✖不能使用 ● 不耐熱製品
  - 油脂類
  - 橡膠類
  - 塑膠類

熱氣滅菌法
- 空氣媒介
- 適用
  - 油類
  - 粉類
  - 不耐水物品
- 熱穿透力 ● 濕〉乾
- ♠所需溫度 ● 高→低 ● 乾熱→濕熱
- 180℃-30分鐘 ● 滅菌

火焰滅菌法
- 酒精燒灼法 ● 95%酒精
- 火然時間 ● 3分鐘

化學

活性戊乙醛滅菌法
- 蛋白質氧化 ● 含硫微生物
- ♠效果 ● 0.3% 重碳酸鈉 ● ✚鹼性活化劑
- 適用
  - 內視鏡
  - 橡皮套管
  - 不能加熱之物品 ● 適用

氣體

氧化乙烯滅菌法
EO GAS (50-60℃)
- 氣態化學物質
- ⟳新陳代謝 ● 取代微生物蛋白之氫原子
- 芽孢滅菌 ● 有效
- 特性
  - 無色
  - 易燃
  - 易爆
  - 有毒性
  - ✚CO₂混用 ● ❗注意通風
- 適用
  - 不耐高溫
  - 不耐高壓
  - 精密儀器
  - 內視鏡 光學儀器
- 6個月～1年 ● 保存期限

▲ 縮寫請見「閱讀指引」

▶▶重點整理 │ 3-7 滅菌法

1. **臨床上常用物理或化學方式來殺滅致病微生物的芽孢與繁殖體，此方式稱滅菌 (Sterilization)。**

2. 滅菌之消毒層級的適用方法有氧化乙烯氣體滅菌法（E.O. gas 法）、高壓蒸氣滅菌法、Cidex 浸泡 10 小時。

3. 滅菌後物品的保存：無菌物品的放置不要靠近水槽；**無菌物品的取用應保持在腰部以上**；排列無菌物品時要將日期近的排在前面。

4. 乾熱氣滅菌法：

   (1) 是以空氣作為媒介，能將熱能均勻的分布到物品表面；利用物品本身的傳導作用將熱透入物品內部殺菌。因穿透力比蒸氣差，因此滅菌所需溫度較高。

   (2) 適用於不能用蒸氣或不耐水的物品滅菌。石蠟、凡士林可採用乾熱氣滅菌法，以達到滅菌的效果。

5. 高壓蒸氣滅菌法：

   (1) **外科手術器械最好的消毒方法是高壓蒸氣滅菌法。**

   (2) 醫院之器械、包布、橡皮類物品，最常使用高壓蒸氣滅菌法。

   (3) 為目前醫院最常用與最普遍使用的滅菌方法，**其滅菌包間，需有 1 吋的間隔；橡皮類不宜與溶液類同鍋滅菌。**

   (4) 採用高壓蒸氣滅菌法之用物器材，**有效保存期限為含滅菌日 7 日內。**

6. 氧化乙烯氣體滅菌法：

   (1) 適合用於精密儀器，如內視鏡、心導管、呼吸治療器材等。

   (2) **能有效殺死細菌芽孢。**其有效濃度為 10~20％；滅菌的溫度一般是 50~60℃。

   (3) 滅菌時間依氧化乙烯之濃度、溫度、溼度改變的情況而定。

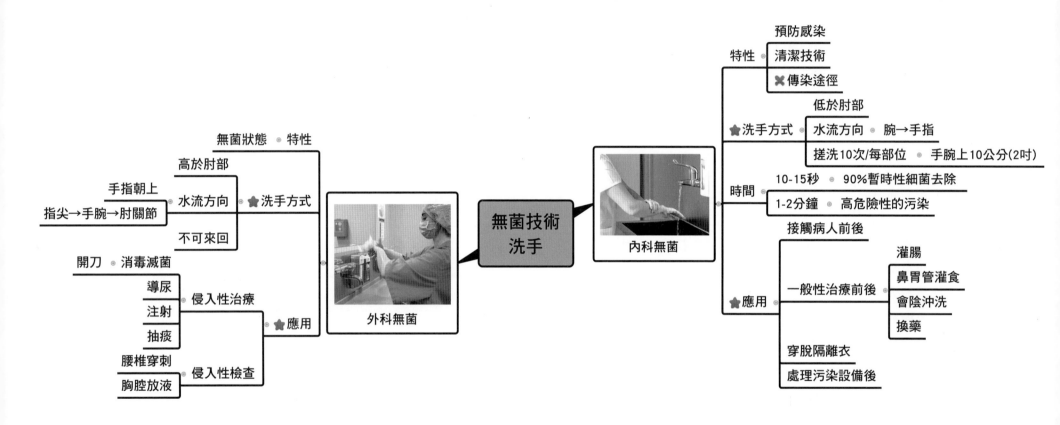

特性 ○ 無菌狀態

手指朝上
指尖→手腕→肘關節 ── 水流方向 ── ★ 洗手方式
                    高於肘部
                    不可來回

開刀 ○ 消毒滅菌
        導尿
        注射 ── 侵入性治療 ── ★ 應用
        抽痰
腰椎穿刺
胸腔放液 ── 侵入性檢查

外科無菌

無菌技術
洗手

內科無菌

特性 ○
    預防感染
    清潔技術
    ✖ 傳染途徑

★ 洗手方式 ○
    低於肘部
    水流方向 ○ 腕→手指
    搓洗10次/每部位 ○ 手腕上10公分(2吋)

時間 ○
    10-15秒 ○ 90%暫時性細菌去除
    1-2分鐘 ○ 高危險性的污染

★ 應用 ○
    接觸病人前後
    一般性治療前後 ○
        灌腸
        鼻胃管灌食
        會陰沖洗
        換藥
    穿脫隔離衣
    處理污染設備後

▶▶重點整理 | 3-8 無菌技術洗手

1. 為避免交互感染，護理人員照顧病人時，最重要的方法是**洗手**。

2. 洗手原則：

(1) 洗手時，需脫去手上飾物與手錶；洗手時間**應達 15 秒以上**。

(2) 雙手搓洗範圍從指尖到腕關節**上 2 吋**；搓揉雙手每一部位至少 10 次。

(3) 外科無菌洗手，在沖水時自指尖、手掌到手腕的順序沖洗。內科無菌洗手，雙手要保持低於肘部，雙手保持指尖與前臂朝下。

(4) 清洗過程勿碰觸洗手槽面與周圍。

(5) 洗手完擦手後，應以用過的擦手紙包覆水龍頭，並關閉之。

3. 內科無菌技術：

(1) 是指防止致病微生物直接或間接由人或物傳給他人的方法。

(2) **內科無菌的技術，包括：洗手、戴口罩、隔離技術、灌腸、會陰沖洗、鼻胃管灌食。**

4. 外科無菌技術：

(1) 是保持滅菌物品或無菌區域於無菌狀態的技術。

(2) **執行護理技術時，更換傷口敷料、預防接種、抽痰、導尿、皮下注射，皆必須採外科無菌技術操作。**

● Memo

有效日期

手握標籤

★ 10-15公分 ◦ 傾倒高度

先倒掉少許

上(瓶口) → 下 ◦ 擦拭瓶口

✖ 來回

倒無菌溶液

戴 ◦ 洗手→手持反摺處

★ 戴脫無菌手套

脫 ◦ 汙染部分→手套內→洗手

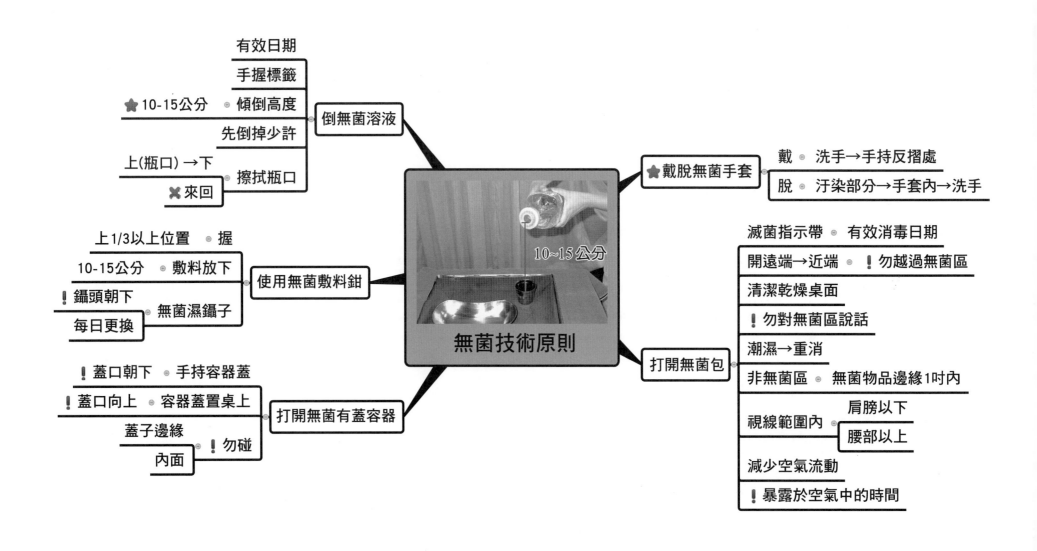

10~15公分

無菌技術原則

上1/3以上位置 ◦ 握

10-15公分 ◦ 敷料放下

❗ 鑷頭朝下

無菌濕鑷子

每日更換

使用無菌敷料鉗

❗ 蓋口朝下 ◦ 手持容器蓋

❗ 蓋口向上 ◦ 容器蓋置桌上

蓋子邊緣

❗ 勿碰

內面

打開無菌有蓋容器

滅菌指示帶 ◦ 有效消毒日期

開遠端→近端 ◦ ❗ 勿越過無菌區

清潔乾燥桌面

❗ 勿對無菌區說話

潮濕→重消

非無菌區 ◦ 無菌物品邊緣1吋內

視線範圍內 ◦ 肩膀以下 / 腰部以上

減少空氣流動

❗ 暴露於空氣中的時間

打開無菌包

▶▶重點整理　3-9　無菌技術原則

1. 燒燙傷傷口需以外科無菌技術操作之護理技術。

2. 接觸血液或分泌物需戴手套是屬於內科無菌技術。

3. 在取用無菌物品的原則中，**無菌區邊緣1吋範圍內**通常被視為非無菌區。

4. 執行外科無菌技術打開無菌包時，應查看有效消毒日期與指示帶；無菌包置於清潔乾燥桌面；打開順序按**上 → 左右 → 下**。

5. 無菌物品的保存應注意無菌品一旦拆封或是破損，一律視為染汙；無菌物品的存放，應按照消毒日期的先後次序排列；拿取無菌物品時，需查看滅菌指示帶是否滅菌完全。

6. 正確穿戴無菌手套的步驟：洗手 → 打開無菌手套 → 右手拿取左側手套反褶處，左手對準套 → 穿戴好的左手插入右側手套反褶內面，右手對準套入。

7. 戴口罩時應注意口罩上下的兩條帶子都要繫上；須把口部和鼻部都罩住；**潮溼時應立即更換。**

8. 無菌包打開後，無菌布面上皆視為無菌區。

9. 無菌物品的正確操作使用：

(1) 打開無菌有蓋容器：應將容器蓋子移開放置桌上時，**蓋口朝上**放置；取蓋時，手勿接觸蓋子的內面與邊緣；無菌物品應避免置放於無菌區的邊緣；使用無菌敷料鉗時，應保持**鉗尖朝下**。

(2) 打開無菌包：工作人員罹患上呼吸道感染期間，應避免操作無菌技術；在手中展開滅菌包時，無菌面朝上且拿滅菌包的手需被反包在內；打開無菌包時應先開遠側端，並注意無菌區的範圍邊界；無菌區要保持在視線範圍內，不可以背對無菌區域；無菌物品應保持在肩部以下，**腰部以上**。滅菌物品置放到無菌區時，需距離無菌面約**10~15公分高**；手持無菌敷料鉗時，需握鑷子的**上1/3處**；取出所需敷料後應盡快將包布內角覆蓋剩餘敷料，以減少暴露時間。

(3) 倒出無菌溶液：應先確認溶液的名稱、濃度、有效期限；手握標籤面；打開瓶蓋後，將瓶**蓋口朝上**，置於桌面。在倒無菌溶液時，需先倒出少量溶液沖洗瓶口；在距離無菌區域10~15公分高度，傾倒出無菌溶液；倒無菌溶液後若有殘留液體在瓶口，需以無菌紗布由上而下擦拭。

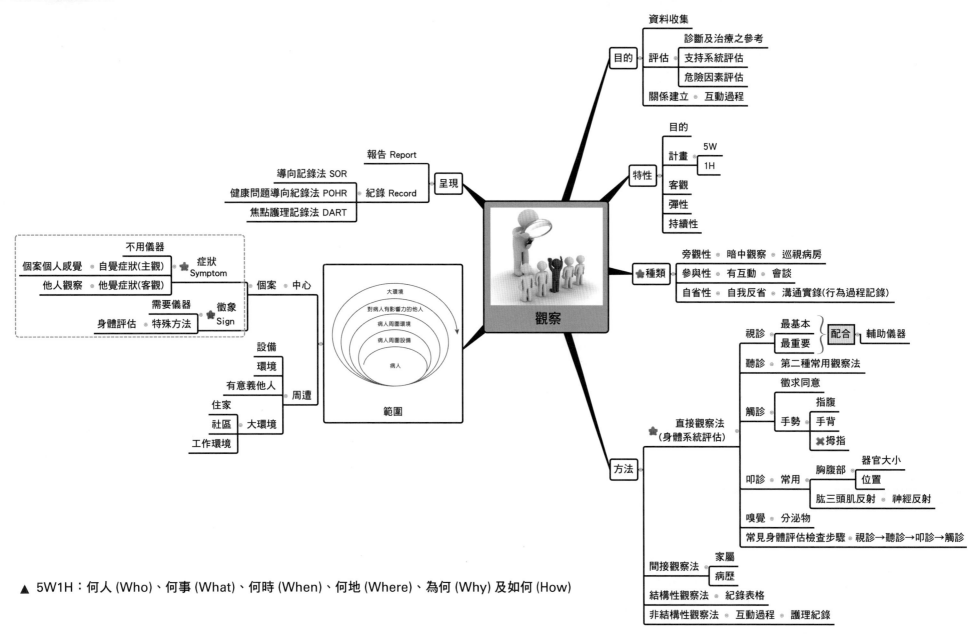

目的
　資料收集
　評估
　　診斷及治療之參考
　　支持系統評估
　　危險因素評估
　關係建立 ● 互動過程

特性
　目的
　計畫
　　5W
　　1H
　客觀
　彈性
　持續性

種類
　旁觀性 ● 暗中觀察 ● 巡視病房
　參與性 ● 有互動 ● 會談
　自省性 ● 自我反省 ● 溝通實錄(行為過程記錄)

方法
　直接觀察法
　(身體系統評估)
　　視診
　　　最基本
　　　最重要 ● 配合 ─ 輔助儀器
　　聽診 ● 第二種常用觀察法
　　觸診
　　　徵求同意
　　　手勢
　　　　指腹
　　　　手背
　　　　拇指
　　叩診 ● 常用
　　　胸腹部
　　　　器官大小
　　　　位置
　　　肱三頭肌反射 ● 神經反射
　　嗅覺 ● 分泌物
　　常見身體評估檢查步驟 ● 視診→聽診→叩診→觸診
　間接觀察法
　　家屬
　　病歷
　結構性觀察法 ● 紀錄表格
　非結構性觀察法 ● 互動過程 ● 護理紀錄

呈現
　報告 Report
　紀錄 Record
　　導向記錄法 SOR
　　健康問題導向紀錄法 POHR
　　焦點護理記錄法 DART

個案 ● 中心
　不用儀器
　個案個人感覺 ● 自覺症狀(主觀)
　他人觀察 ● 他覺症狀(客觀)
　　症狀 Symptom
　需要儀器
　身體評估 ● 特殊方法
　　徵象 Sign

周遭
　設備
　環境
　有意義他人
　住家
　社區 ● 大環境
　工作環境

範圍
大環境
對病人有影響力的他人
病人周圍環境
病人周圍設備
病人

觀察

▲ 5W1H：何人 (Who)、何事 (What)、何時 (When)、何地 (Where)、為何 (Why) 及如何 (How)

▶▶重點整理　4-1　觀　察

1. 觀察的範圍是以**病人**為中心向外擴展。

2. 正確觀察的特性是**有目的、有計畫、客觀的、有彈性、有持續性。**

3. 觀察病人之目的是作為擬訂護理計畫的依據、作為醫療小組診斷治療之參考、作為未來護理研究與發展的參考。

4. 利用觀察技巧來測量生命徵象的方式包括：聽診、視診、觸診。

5. 視診是一種重要的觀察法；叩診是評估胸腔的常用方法；嗅覺常用於分辨分泌物的氣味。

6. 要達到正確觀察時，必須符合擬定觀察計畫及病人入院即持續進行。

7. 護理師在觀察過程中所應扮演的角色為必須使用各種觀察技能；分析資料判斷病人問題；以報告及記錄方式與他人溝通。

8. **直接觀察法與間接觀察法**的臨床實例說明

直接觀察法	間接觀察法
呼吸音呈現囉音、皮膚溫熱、脈搏次數、體溫測量、視聽觸叩診、經喉頭鏡觀察咽喉黏膜之完整性、以血壓計測量血壓數值、傾聽病人的感受	不需要接觸病人、會診檢查結果、可由病歷獲得、可透過家屬取得

9. **徵象及症狀**的臨床實例說明

徵象(Signs)	症狀(Symptom)
體溫 38.5℃、血壓值 110/70 mmHg、白血球：15,000/mm^3、肝性撲動 (+)、肌腱反射增加、下肢水腫 2 ＋、體溫高、腸蠕動次數	傷口有分泌物、傷口流膿、輕微出血、發燒、頭痛、全身軟弱無力、憂慮、焦急、疼痛、臉色蒼白、眩暈、疼痛、軟弱無力、臉色蒼白、冒冷汗、臉色蒼白、右腳無力、走路會喘

10. 症狀 (Symptom) 是不需經由特殊儀器或方法而測得的身體現象，包括主觀症狀與客觀症狀：

(1) 主觀症狀 (Subjective Symptoms)：指的是病人本身所感覺到的現象，例如：傷心、無力、痠、麻、癢、疼痛、冷熱等。

(2) 客觀症狀 (Objective Symptoms)：指的是他人所觀察到病人出現的異常現象，例如：面部潮紅、傷口紅腫、體型瘦弱、蒼白、冒冷汗、皮膚發燙、呼吸困難等。

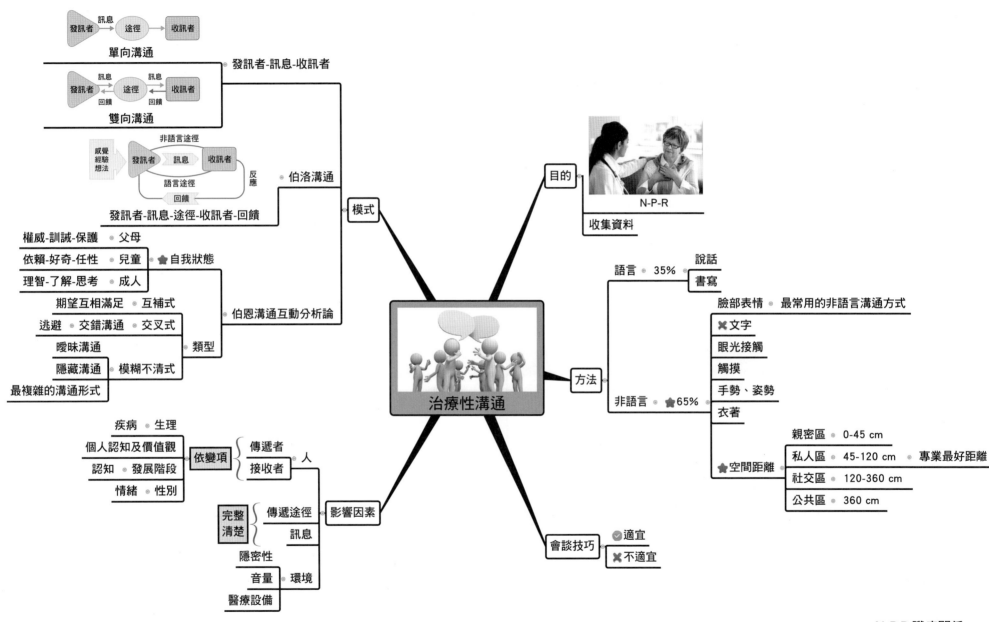

模式

單向溝通
發訊者 → 訊息 → 途徑 → 收訊者

雙向溝通
發訊者 → 訊息 → 途徑 → 訊息 → 收訊者
回饋 ← 回饋

- 發訊者-訊息-收訊者

非語言途徑
感覺 經驗 想法 → 發訊者 → 訊息 → 收訊者 → 反應
語言途徑
回饋

- 伯洛溝通
發訊者-訊息-途徑-收訊者-回饋

伯恩溝通互動分析論

權威-訓誡-保護 · 父母
依賴-好奇-任性 · 兒童 ★自我狀態
理智-了解-思考 · 成人

期望互相滿足 · 互補式
逃避 · 交錯溝通 · 交叉式
曖昧溝通
隱藏溝通 · 模糊不清式
最複雜的溝通形式

· 類型

影響因素

依變項
疾病 · 生理
個人認知及價值觀
認知 · 發展階段
情緒 · 性別
傳遞者
接收者 · 人

完整清楚
傳遞途徑
訊息
隱密性
音量 · 環境
醫療設備

目的

N-P-R

收集資料

方法

語言 · 35%
說話
書寫

臉部表情 · 最常用的非語言溝通方式
✖文字
眼光接觸
觸摸
手勢、姿勢
衣著

非語言 · ★65%

★空間距離
親密區 · 0-45 cm
私人區 · 45-120 cm · 專業最好距離
社交區 · 120-360 cm
公共區 · 360 cm

會談技巧
✔適宜
✖不適宜

治療性溝通

▲ N-P-R 護病關係

▶▶重點整理　4-2　治療性溝通

1. 治療性溝通是**有時間性、有目的、有計畫**、彼此關係為暫時性的，有一定期限的溝通，而溝通結果受益者為病人。

2. 治療性溝通是以**病人的問題及需要為主**。

3. 佩普洛 (Peplau) 強調「治療性人際關係」為導向的護理模式。

4. 專業性人際關係是協助解決病人問題而存在的關係，彼此間會**隨著目標的完成而發生變化**，以滿足病人需求為目標下成立的。

5. 護病關係又稱為治療性關係，關係之建立只發生在工作時間、工作場所。

6. 人類溝通途徑大多採用的是非語言溝通，其較語言溝通能表達真實感受，臉部表情是最常用的一種溝通方式。

7. 語言溝通與個人的認知發展程度有關。信件、傳真屬於語言溝通。

8. 依伯恩 (Berne) 之溝通互動分析論，例如：護理人員對病人說：「你的床旁怎麼丟的到處都是衛生紙？」是屬於父母對兒童的溝通模式。

9. 根據伯洛 (Berlo) 的構通模式，在收訊者 (Receiver) 接受訊息 (Message) 後所產生的行為反應，是發生在溝通的回饋 (Feedback)。

10. 病人的稱呼可以傳統的方式，男性稱先生，女性稱女士，亦可以姓氏加職稱稱呼。

11. 護理人員與病人會談時，應尊重並嘗試理解病人所表達的一切。

12. 建立信賴專業性人際關係時，應接受病人對治療的拒絕，勿催促病人改變想法。

13. 護理人員與病人家屬會談時最佳的距離 50 公分 ~1 公尺。

14. 依行為過程記錄分析與病人會談過程內容，每次會談以 20~30 分鐘較適當。

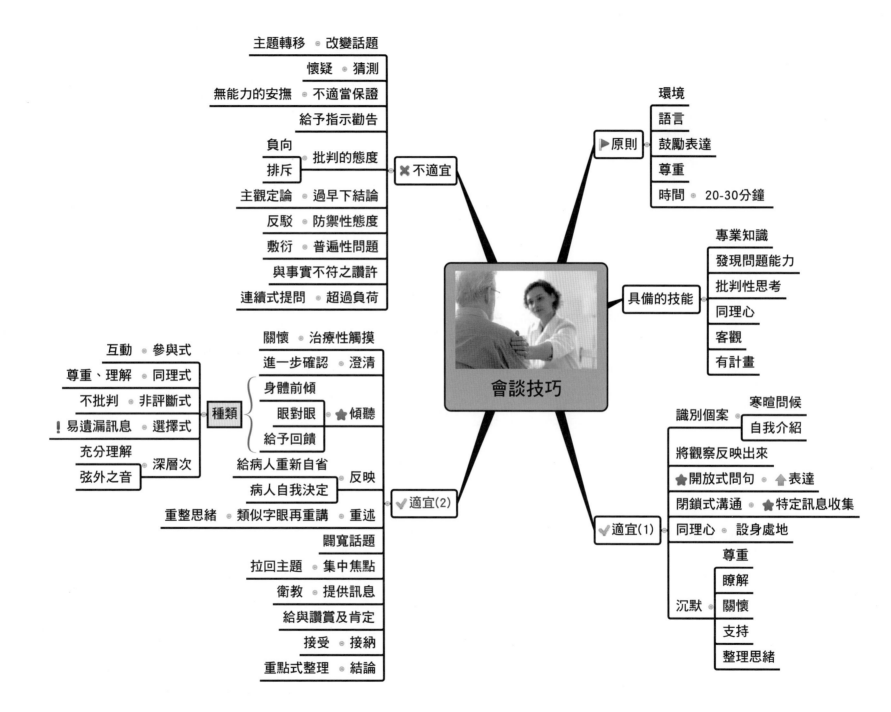

主題轉移 ◦ 改變話題

懷疑 ◦ 猜測

無能力的安撫 ◦ 不適當保證

給予指示勸告

負向 ─ 批判的態度
排斥

主觀定論 ◦ 過早下結論

反駁 ◦ 防禦性態度

敷衍 ◦ 普遍性問題

與事實不符之讚許

連續式提問 ◦ 超過負荷

✖ 不適宜

環境
語言
鼓勵表達
尊重
時間 ◦ 20-30分鐘

▶ 原則

專業知識
發現問題能力
批判性思考
同理心
客觀
有計畫

具備的技能

會談技巧

互動 ◦ 參與式
尊重、理解 ◦ 同理式
不批判 ◦ 非評斷式
❗ 易遺漏訊息 ◦ 選擇式
充分理解 ─ 深層次
弦外之音

種類

關懷 ◦ 治療性觸摸
進一步確認 ◦ 澄清
身體前傾
眼對眼 ─ ★ 傾聽
給予回饋
給病人重新自省 ─ 反映
病人自我決定
重整思緒 ◦ 類似字眼再重講 ◦ 重述
闊寬話題
拉回主題 ◦ 集中焦點
衛教 ◦ 提供訊息
給與讚賞及肯定
接受 ◦ 接納
重點式整理 ◦ 結論

✔ 適宜(2)

識別個案 ─ 寒暄問候
自我介紹
將觀察反映出來
★ 開放式問句 ◦ 🔺 表達
閉鎖式溝通 ◦ ★ 特定訊息收集
同理心 ◦ 設身處地

沉默

尊重
瞭解
關懷
支持
整理思緒

✔ 適宜(1)

4-3　會談技巧

1. **常見會談溝通技巧**的臨床實例說明

會談溝通 技巧	臨床實例說明
集中焦點	·護理人員：「你說你覺得心情不好，很憂鬱，是什麼情形讓你有 　此感覺？」 ·當病人說：「我覺得很無助」，護理人員回答：「是什麼樣的事 　情讓您有這樣的感覺呢？」
開放性 問句	護理人員：「昨晚發生了什麼事？」
澄清	·病人告訴護理人員：「唉！明天要做胃鏡檢查了」，護理人員回答： 　「聽起來，您似乎在擔心些什麼？」 ·護理人員問病人：「我不太了解您的意思，可以請您再說一次 　嗎？」
同理心	護理人員：「我知道你很擔心，我來看看傷口的情形。」
重述	病人對護理人員說：「我睡不好，昨天整晚都沒睡」，護理人員回 應：「你昨晚都沒入睡。」
不適當的 保證	·病人告訴護理人員：「我還這麼年輕，腎病就到了末期，等於是 　判了死刑，沒救了。」 ·護理人員回答：「一切沒問題，那位醫師很高明。」
反映	·病人問及：「我該怎麼辦呢？要不要換另外一種治療方式呢？」 ·護理人員回答：「您認為呢？」

2. 在建立專業的人際關係要素中，「接納」的作法是嘗試了解病人所有的語言及非語言的表達，及不批判病人行為的對與錯。

3. 護理人員在收集資料過程中常使用會談方法，「正式會談」比「非正式會談」較具結構性且省時；會談時與病人保持相同水平的視線，以避免壓迫感；應同理並接受病人的情緒與反應。

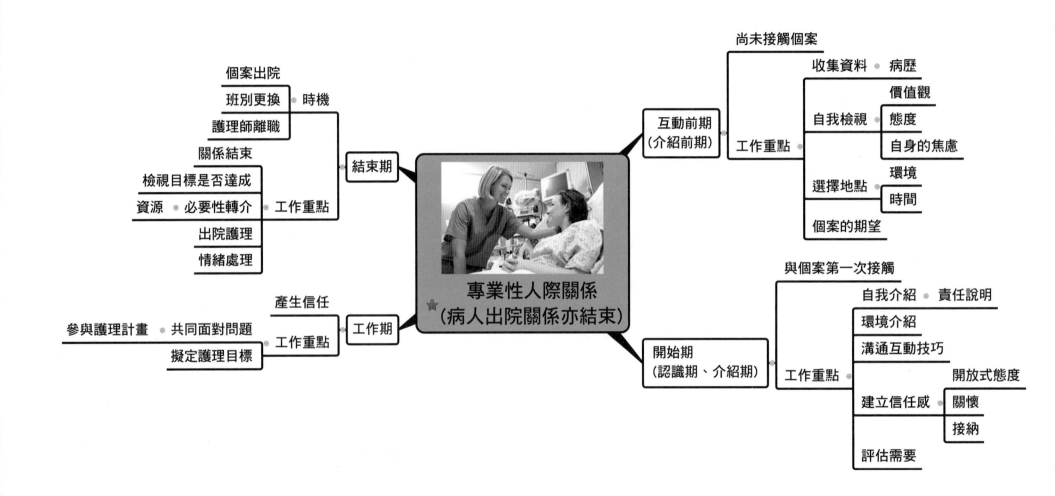

個案出院
班別更換 ── 時機
護理師離職

關係結束
檢視目標是否達成
資源 ● 必要性轉介 ── 工作重點
出院護理
情緒處理

結束期

產生信任
參與護理計畫 ● 共同面對問題 ── 工作重點
擬定護理目標

工作期

專業性人際關係
（病人出院關係亦結束）

互動前期
（介紹前期）

尚未接觸個案

收集資料 ● 病歷

價值觀
自我檢視 ● 態度
自身的焦慮

工作重點

環境
選擇地點
時間

個案的期望

開始期
（認識期、介紹期）

與個案第一次接觸

自我介紹 ● 責任說明
環境介紹
溝通互動技巧

工作重點

開放式態度
建立信任感 ● 關懷
接納

評估需要

▶▶重點整理　4-4　專業性人際關係

1. 專業性人際關係是以病人的需求為主，且具有特定之目的。

2. 護理人員為取得剛入院病人的信任，可表現出尊重病人的態度，並鼓勵其表達感受。

3. **專業性人際關係的四階段護理工作任務**重點說明

階段	名稱	護理工作任務重點提示
第一階段	互動前期、介紹前期	確認病人對治療性關係的期望
第二階段	開始期、認識期、介紹期	護病進行第一次接觸、收集病人資料以訂定護理目標、確認病人的健康問題
第三階段	工作期	病人主動參與護理計畫的擬訂與執行、病人能提出不同的意見進行討論
第四階段	結束期	與病人一同檢視所訂的目標是否達成

4. 護病關係發展的認識期（開始期），最易發生「試探行為」。

5. 最有利於專業性人際關係順利結束的護理措施，是協助病人具備面對個人健康問題的能力。

6. 當護理人員與病人於初期建立關係時，較適宜採用自我介紹、介紹治療性環境、詢問病人的疾病史。

7. 在專業性人際關係的工作期，為了協助病人能更進一步了解自己的問題及需要，最理想的方法為協助病人面對及確認自己的態度和行為的一致性。

8. 護理師與病人建立關係的初期過程，就應為結束期做準備。

9. 專業性人際關係發展階段：認識期的護理工作重點為：介紹環境及病房常規。工作期的護理工作重點：協助病人定時練習自我照顧技巧。結束期的護理工作重點：加強病人持續服藥的意願。

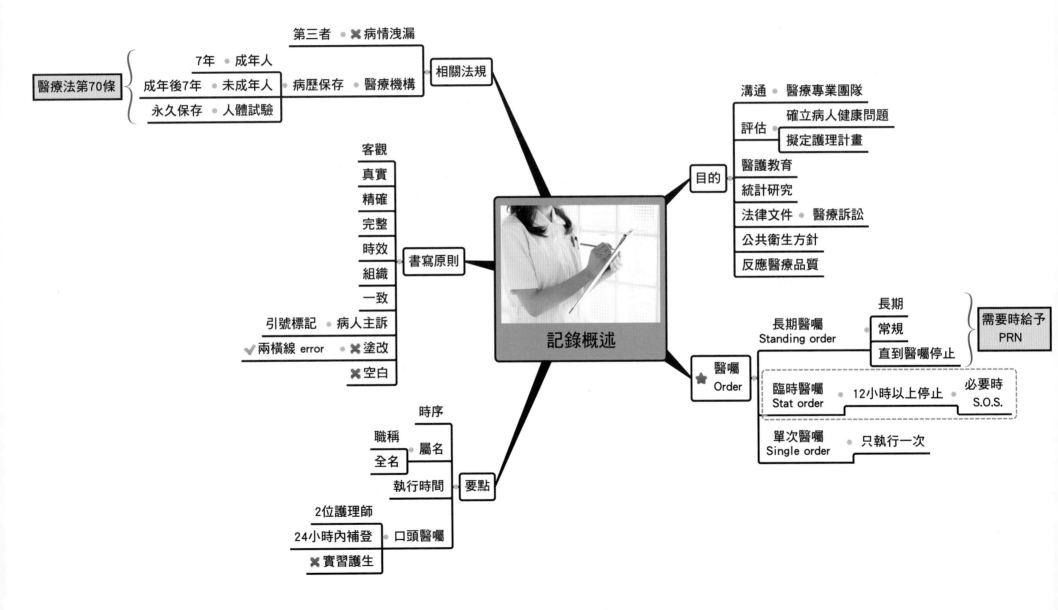

第三者 ● ✖ 病情洩漏

醫療法第70條
7年 ● 成年人
成年後7年 ● 未成年人 ● 病歷保存 ● 醫療機構 ● 相關法規
永久保存 ● 人體試驗

目的
溝通 ● 醫療專業團隊
評估 確立病人健康問題
擬定護理計畫
醫護教育
統計研究
法律文件 ● 醫療訴訟
公共衛生方針
反應醫療品質

書寫原則
客觀
真實
精確
完整
時效
組織
一致
引號標記 ● 病人主訴
✔ 兩橫線 error ● ✖ 塗改
✖ 空白

記錄概述

醫囑
Order

長期
長期醫囑
Standing order
常規
直到醫囑停止
需要時給予
PRN

臨時醫囑
Stat order ● 12小時以上停止
必要時
S.O.S.

單次醫囑
Single order ● 只執行一次

要點
時序
職稱 ● 屬名
全名
執行時間
2位護理師
24小時內補登 ● 口頭醫囑
✖ 實習護生

▶▶重點整理　5-1　記錄概述

1. 病歷記錄最主要的目的是作為醫療小組成員溝通之管道。

2. 人體實驗個案病歷應永久保存。

3. **當書寫記錄時發生書寫錯誤的處理，可直接在錯誤處，用紅筆畫兩條紅線，其上以紅筆註明 "error" 並簽名之。**

4. 病歷記錄的敘述，不可違背病人權益，各醫院可自訂記錄方法。

5. **行為過程記錄具有訓練護理人員的自我省察能力的意義。**

6. 長期醫囑 (Standing Order) 是指常規性的治療或給藥，有效性自開立處方日起。臨時醫囑 (Stat Order) 是指需立即執行且僅執行一次的治療或給藥。

7. 當個案危急時才能接受口頭醫囑，且有二位護理人員在場確定為佳。護理人員必須向開立口頭醫囑醫師複誦醫囑內容，並事後需在護理記錄中註明醫師姓名、時間、方式、傳達之內容。護生不能接受電話醫囑。

8. **p.r.n. 醫囑屬長期醫囑**，是指視需要時給予且給予的**次數不只一次**，且須指定間隔多久時間給 1 次；需要時，由護理人員判斷執行。每次執行後，應記錄在護理記錄單上。

9. S.O.S. 醫囑屬臨時醫囑，若當時未能執行並超過 12 小時後則醫囑自動失效。

10. 醫囑單上 Order Renew 以後的醫囑是有效的，Order Renew 以前的醫囑自動失效。

11. Valium 1 # P.O. h.s. S.O.S.；Cefazolin 1.0 gm I.V. drip St. at C.M. 都是僅可執行一次就自動失效的醫囑。

12. 病歷是屬於醫院的財產，應由醫院負責保管；依據我國醫療法規定，病歷需由院方保存至少 7 年；住院期間病歷應放置護理站，不可置放於病人單位。

13. 病歷上之記載未經病人與醫師許可，不可洩漏。

14. 常見病歷縮寫提示

縮寫	說明	縮寫	說明
A.A.D	自動出院	I.V.	靜脈注射
A.C.	飯前	I.V.D.	靜脈滴注
AD/OD	右耳／右眼	L.M.P.	最後一次月經
Adm.	入院	M.B.D.	許可出院
AS/OS	左耳／左眼	M.N.	午夜
AU/OU	雙耳／雙眼	O.H.C.A.	到院前心肺功能停止
BID	每天二次	P.C.	飯後
C.C.	主訴	P.E.	身體評估
C.M.	明晨	P.O.	口服給藥
D.N.R.	不急救	Q6H	每 6 小時一次
Dx.	診斷	QD	每天一次
E.D.C.	預產期	QID	每天四次
F/S	指頭血糖測試	QOD	每兩天一次
H.S.	睡前	R/O	疑似
I & O	輸入與輸出	S.C./Hypo	皮下注射
I.D.	皮內注射	Supp.	塞劑給藥
I.M.	肌肉注射	TID	每天三次

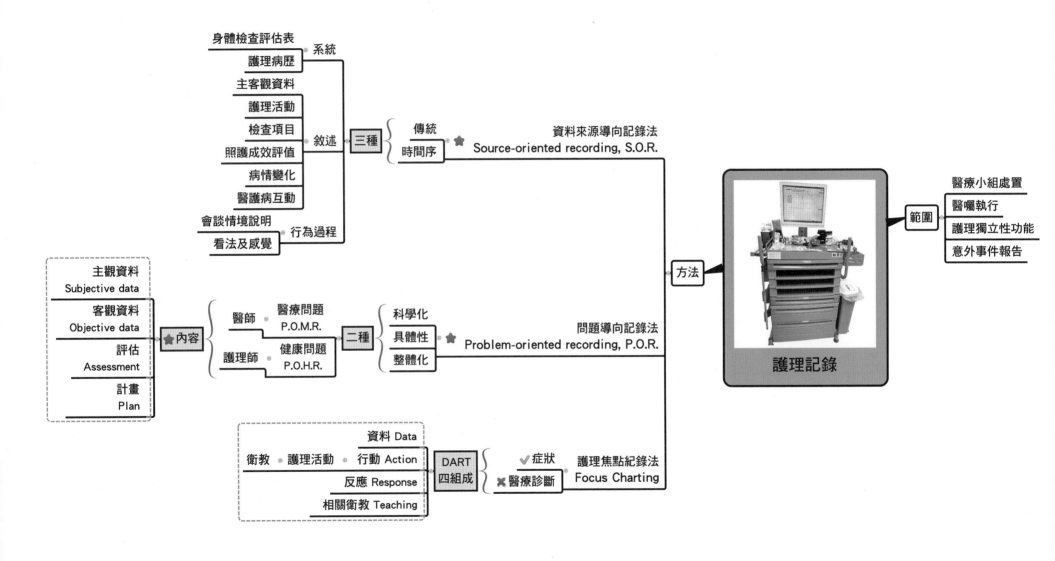

身體檢查評估表
護理病歷 — 系統
主客觀資料
護理活動
檢查項目 — 敘述 — 三種 — 傳統 / 時間序 ★ 資料來源導向記錄法 Source-oriented recording, S.O.R.
照護成效評值
病情變化
醫護病互動
會談情境說明 — 行為過程
看法及感覺

主觀資料 Subjective data
客觀資料 Objective data
評估 Assessment ★ 內容 — 醫師 — 醫療問題 P.O.M.R. / 護理師 — 健康問題 P.O.H.R. — 二種 — 科學化 / 具體性 / 整體化 ★ 問題導向記錄法 Problem-oriented recording, P.O.R.
計畫 Plan

資料 Data
衛教 • 護理活動 • 行動 Action
反應 Response — DART 四組成 — ✔症狀 / ✘醫療診斷 — 護理焦點紀錄法 Focus Charting
相關衛教 Teaching

方法

護理記錄

範圍 — 醫療小組處置 / 醫囑執行 / 護理獨立性功能 / 意外事件報告

▶▶重點整理 　5-2　護理記錄

1. 行為過程記錄法：最能呈現會談時的情境；是事後回溯方式；記錄護理師與病人間語言及非語言的互動過程（與病人對話之內容，記錄內容應真實）；應採敘述性文字書寫法記錄；透過此記錄可以發現病人的健康問題；會談後應盡早記錄，避免遺漏失真；透過此記錄有助於護理師自我分析，促進自我成長。

2. 護理記錄的原則：

   (1) 護理記錄內容應力求據實客觀描述，排除護理師主觀個人判定。

   (2) 護理記錄是記載病人接受照護的過程，書寫時必須十分謹慎，記錄應連續、不留空白。

   (3) 除英文專有名詞外，不應中英夾雜；每項記錄後，均需簽職稱及全名。

   (4) 護理記錄須包含具體可測量之描述及簽章，例：個案薦骨處傷口 3 cm×3 cm 無紅腫、滲液及異味。N1 王 OO。

   (5) **護理記錄單的「時間欄」應填寫執行活動的時間，而非記錄的時間。**例如於 11 AM 時依臨時醫囑到病人單位執行灌腸，11:30 AM 結束，有關灌腸護理記錄時間欄應呈現 11 AM。

   (6) 須包含主觀資料、客觀資料；精確的記載病人各項檢查與檢驗數據。

3. **主觀資料 (Subjective Data, S)：包括病人主訴、家屬及主要照顧者提供的資料**，例如：病人主訴：「我覺得傷口好痛」、家屬主訴：「幫他移動時，他一直叫痛」。

4. **客觀資料 (Objective Data, O)：經由儀器測量或評估後所獲得的資料**，包括身體評估資料的視、聽、叩、觸診，與生命徵象測量值等。例如：疼痛指數 4 分、腸蠕動 12 次／分、臉色蒼白、嘴唇發紺、檢驗單上 $PaCO_2$：50 mmHg、疼痛指數 8 分。護理師觀察病人傷口紅腫的現象、病人皺眉、嘆氣、BP 160/100 mmHg。

5. 資料來源導向記錄法 (Source-oriented Recording; SOR) 是分別記載各醫療小組成員對病人照護內容。

6. S.O.A.P.I.E.R. 與焦點記錄法記錄的說明

S.O.A.P.I.E.R.			焦點記錄法		
S	Subjective data	主觀資料	D	Data	資料
O	Objective data	客觀資料			
A	Assessment	評估 (診斷)	---	--------------	--------------
P	Plan	計畫	---	--------------	--------------
I	Implementation	執行	A	Action	護理活動
			T	Teaching	衛教
E	Evaluation	評值	R	Response	病人反應
R	Revision; Reassessment	修改；再評估	---	--------------	--------------

7. 護理交班時至病人單位檢視病人的目的，可提供連續性觀察與護理措施；確認當時病人的安全狀況；亦可助接班護理師與病人間建立關係。

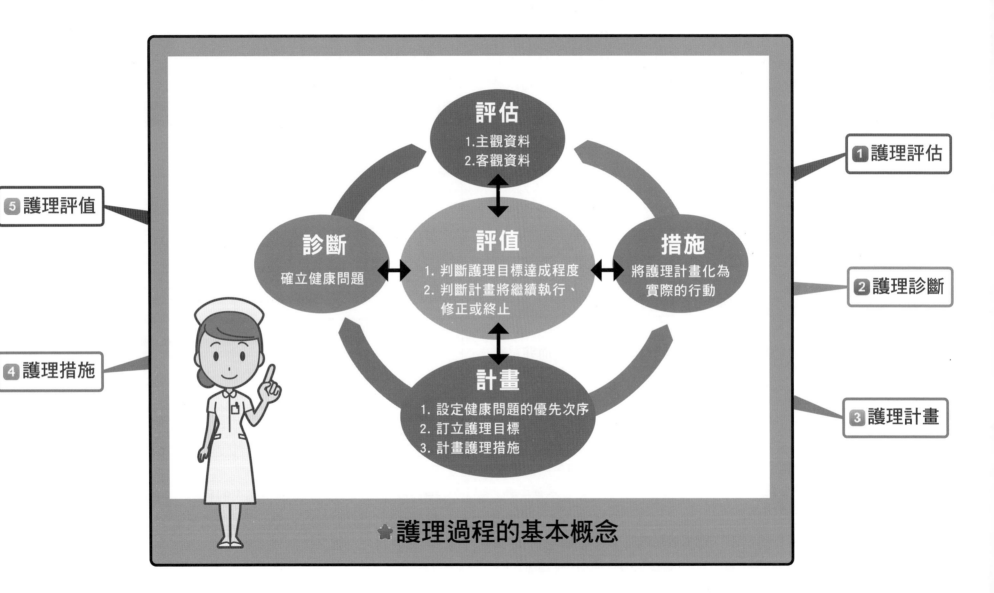

護理過程的基本概念

▶▶重點整理　6-1　護理過程的基本概念

1. 護理過程是一種人際互動的過程，解決病人現存性和潛在性的健康問題。

2. 護理過程強調整體性為依據，收集護理對象全人基本需求之資料，使用護理處方與偕同運用醫療處方，以滿足全人之基本需求。促進病人健康安適狀態需求之過程。

3. 護理過程的特點是開放性、具彈性的系統且是個動態循環的過程，亦**依照護理對象之健康需求而修改計畫**。過程中是有目標，並提供具時效性與持續性的護理活動，亦必須隨時評值及調整。

4. **護理過程的五大步驟為：護理評估 → 護理診斷 → 護理計畫 → 護理措施 → 護理評值。**

5. 護理過程是一種科學化的問題確立與問題解決的過程；亦可以讓護理人員在實務上與其他醫療專業人員有所區別。

6. 護理過程是促進護理對象達到健康安適狀態的過程，亦是解決護理對象之現存性與潛在性健康問題的過程。

7. **護理過程是以病人為中心，依據護理目標的指引**，提供持續且整體性的照護。

● Memo

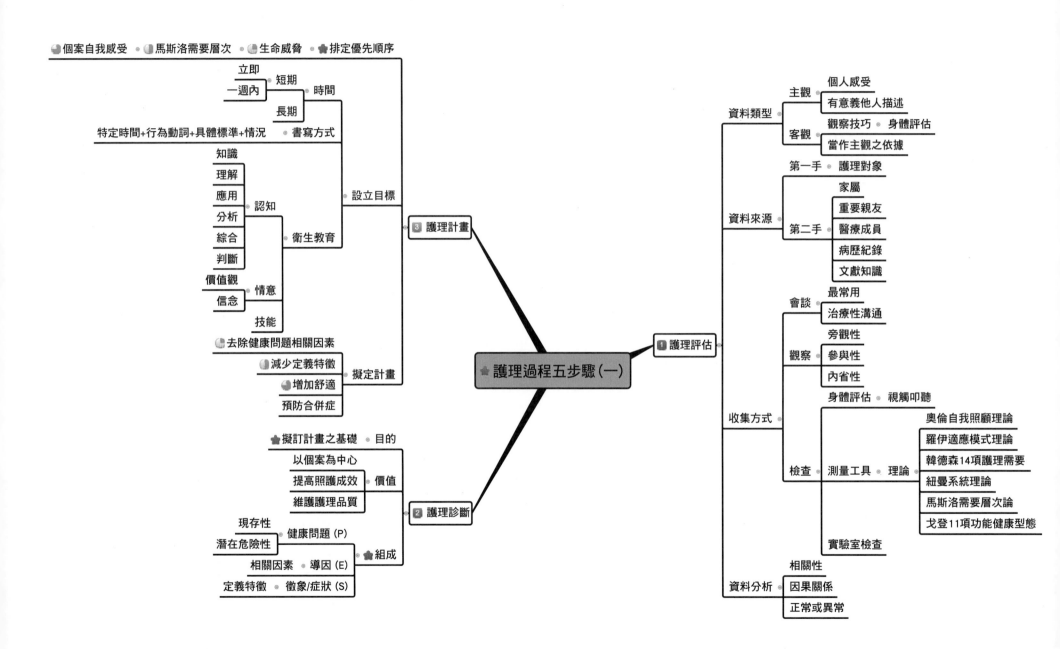

🖱個案自我威受 ○🖱馬斯洛需要層次 ○🖱生命威脅 ○🌸排定優先順序

立即
一週內 ─ 短期 ─ 時間
長期

特定時間+行為動詞+具體標準+情況 ─ 書寫方式

知識
理解
應用
分析 ─ 認知
綜合
判斷

設立目標

3 護理計畫

價值觀
信念 ─ 情意
技能

衛生教育

🖱去除健康問題相關因素
🖱減少定義特徵
🖱增加舒適
預防合併症

擬定計畫

🌸擬訂計畫之基礎 ○ 目的

以個案為中心
提高照護成效 ─ 價值
維護護理品質

現存性
潛在危險性 ─ 健康問題 (P)

相關因素 ○ 導因 (E)
定義特徵 ○ 徵象/症狀 (S)

🌸組成

2 護理診斷

🌸護理過程五步驟(一)

1 護理評估

資料類型
主觀 ○ 個人威受
有意義他人描述
客觀 ○ 觀察技巧 ○ 身體評估
當作主觀之依據

資料來源
第一手 ○ 護理對象
家屬
重要親友
第二手 ─ 醫療成員
病歷紀錄
文獻知識

收集方式
會談 ○ 最常用
治療性溝通
旁觀性
觀察 ○ 參與性
內省性
身體評估 ○ 視觸叩聽

檢查
測量工具 ─ 理論
奧倫自我照顧理論
羅伊適應模式理論
韓德森14項護理需要
紐曼系統理論
馬斯洛需要層次論
戈登11項功能健康型態

實驗室檢查

資料分析
相關性
因果關係
正常或異常

▶▶▶ 重點整理　6-2　護理過程五步驟（一）

※ 護理評估

1. 護理評估是護理過程的第一步驟，主要目的在提供整體性的護理照顧，亦可作為執行護理計畫後，是否達到目標之評值。

2. 病人健康資料的最佳來源是病人本身。

3. 初級來源 (Primary Source) 的健康資料是病人的主訴，例如病人說：「我昨晚翻來翻去，整夜沒睡。」

4. 蒐集病人護理評估資料時，可利用病歷及記錄、主要照顧者（包括看護）的經驗及參考文獻資料。

5. 收集資料時的注意事項可運用系統表格，較能提供完整的收集。

※ 護理診斷

1. 護理診斷是描述病人對疾病過程或健康問題的反應，可隨時因病人反應做修正。急性疼痛亦是一種護理診斷。

2. 決定護理診斷優先次序時，**應以威脅病人生命的健康問題優先解決**，亦可依照人類基本需要層次理論排序。相關護理診斷的排序盡量靠近。

3. 「護理診斷」是屬於問題解決法的確立健康問題（分析、解釋所收集的資料）及找出形成的原因的步驟。

4. 確立護理診斷的組成要素為「P、E、S」，其中「P」是指健康問題、「E」是指原因、「S」是指徵象與症狀。護理診斷及其導因之正確書寫，例：營養攝取多於身體所需／對每日應攝取熱量知識缺乏。

5. 潛在性危險性的護理診斷，護理過程宜訂定目標及措施，預防健康問題發生。

※ 護理計畫

1. 護理人員在擬訂護理計畫或執行護理活動時，應注盡量讓病人參與計畫及負起部分自我照顧的責任。

2. 護理計畫是指護理活動的設計，護理人員依照護理目標設計護理計畫，使病人得到連續性的個別性護理。

3. 護理目標書寫時應簡潔且扼要，具時間的限制，須是切合實際。使用可測量或可觀察到的文字來敘述，其中包含病人的期望。

4. **護理目標亦是執行護理措施之後做為評值時的依據。**

5. 護理目標之設定原則：是針對問題的解決而設定，目標達成即意味著問題的解決；需建立在病人能力所及的範圍內；是護理師有能力執行並可達到預期的效果；需醫療照護小組成員的認同及支持。

6. 書寫護理計畫之目的是有效運用時間完成護理活動，並且增進工作人員的聯繫。

7. 病人入院即需立即擬訂護理計畫；護理計畫會隨著護理對象健康問題的改變而重新修訂；病人及其親友可參與護理計畫的擬定；護理計畫包含非獨立性護理措施。

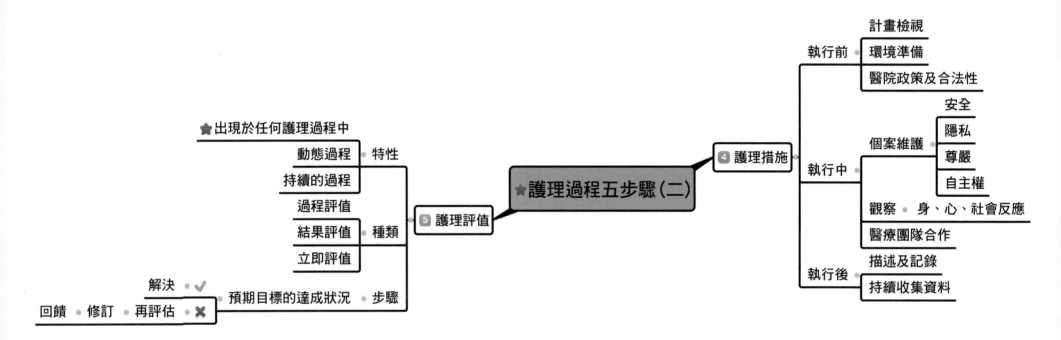

★出現於任何護理過程中

動態過程 ● 特性

持續的過程

過程評值

結果評值 ● 種類

立即評值

解決 ● ✔

回饋 ● 修訂 ● 再評估 ● ✖　預期目標的達成狀況 ● 步驟

⑤ 護理評值

★護理過程五步驟(二)

④ 護理措施

執行前 ●　計畫檢視

環境準備

醫院政策及合法性

執行中 ●　個案維護　安全

隱私

尊嚴

自主權

觀察 ● 身、心、社會反應

醫療團隊合作

執行後　描述及記錄

持續收集資料

▶▶重點整理　6-3　護理過程五步驟（二）

※ 護理措施（或護理活動）

1. 執行護理措施時，執行團隊需要有良好的人際關係；執行前應再次檢視護理計畫的合宜性，且必須充分了解護理措施的相關學理。

2. 須依病人的需要執行護理措施。過程中宜隨時注意病人的反應與效果，並適時給予病人及家屬說明與諮詢。

3. 護理措施的擬定，在**現存的健康問題方面，可設計立刻能解決問題的護理措施；在慢性的健康問題方面，可設計修復性與支持性**的護理措施。

4. 護理措施的擬定需扼要、明確且具獨特性及個別性。

※ 護理評值

1. **護理過程中的每一步驟皆可進行護理評值。**

2. 護理評值是依據設定的護理目標，進行持續縝密的檢視成果目標。

3. 護理評值是護理過程中第五個步驟；在整個護理過程中隨時進行，亦可作為計畫是否繼續執行之依據。

4. 護理評值時，**若護理目標未完全達成，須重新收集資料修訂計畫。**

5. 護理評值的內容，包括日期、成果目標達成程度及護理對象表現的具體行為。

6. 護理評值是系統分析的批判性思考過程。

7. 護理評值特性與目的：是判斷病人護理目標達到的程度；是對病人所提供健康照護的一種成效探討；需存在護理過程的每個步驟中。

● Memo

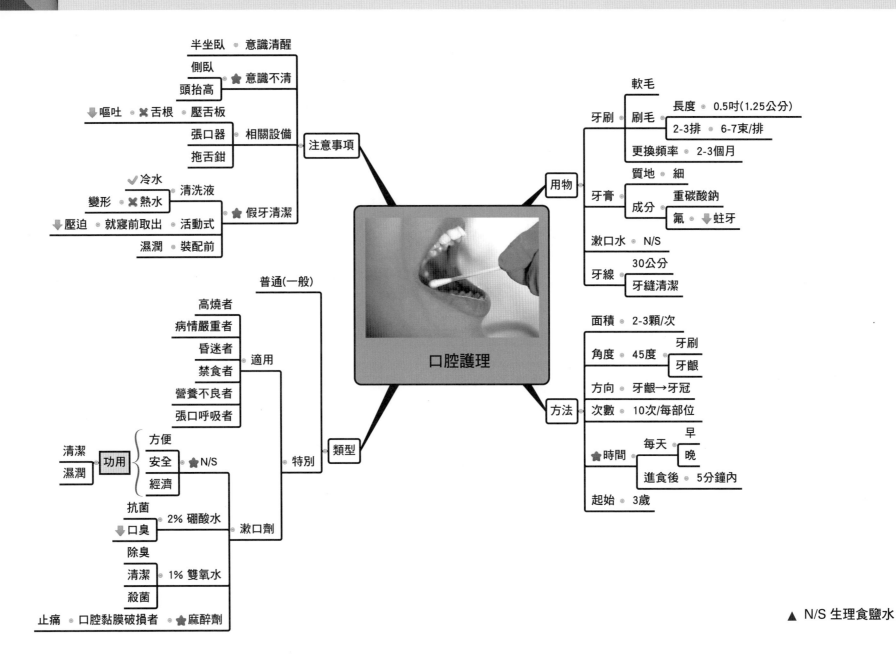

半坐臥 ◦ 意識清醒
側臥
頭抬高 —— ★ 意識不清
⬇嘔吐 ◦ ✖舌根 ◦ 壓舌板
張口器 —— 相關設備
拖舌鉗
✔冷水
變形 ◦ ✖熱水 —— 清洗液
⬇壓迫 ◦ 就寢前取出 ◦ 活動式
濕潤 ◦ 裝配前

注意事項

假牙清潔 ★

軟毛
牙刷 —— 刷毛 —— 長度 ◦ 0.5吋(1.25公分)
2-3排 ◦ 6-7束/排
更換頻率 ◦ 2-3個月
質地 ◦ 細
牙膏 —— 成分 —— 重碳酸鈉
氟 ◦ ⬇蛀牙
漱口水 ◦ N/S
牙線 —— 30公分
牙縫清潔

用物

口腔護理

面積 ◦ 2-3顆/次
角度 ◦ 45度 —— 牙刷
牙齦
方向 ◦ 牙齦→牙冠
次數 ◦ 10次/每部位
★時間 —— 每天 —— 早
晚
進食後 ◦ 5分鐘內
起始 ◦ 3歲

方法

普通(一般)
高燒者
病情嚴重者
昏迷者 —— 適用
禁食者
營養不良者
張口呼吸者
清潔
濕潤 —— 功用 —— 方便
安全 ◦ ★N/S
經濟
抗菌
⬇口臭 —— 2% 硼酸水 —— 漱口劑
除臭
清潔 —— 1% 雙氧水
殺菌
止痛 ◦ 口腔黏膜破損者 ◦ ★麻醉劑

特別 —— 類型

▲ N/S 生理食鹽水

▶▶重點整理　7-1　口腔護理

1. 執行特別口腔護理時，**生理食鹽水清潔溼潤口腔是最安全、最合宜且經濟的溶液。**

2. 為中風昏迷病人做口腔護理時，可使用張口器協助打開嘴巴，亦可使用壓舌板分開上下排牙齒，壓舌板勿觸碰舌根，以避免引起嘔吐反射。亦可使用口腔棉棒沾漱口水清洗口腔。

3. 每次刷 2~3 顆牙齒，刷牙時亦需刷舌面以去除舌苔。成人應定期每半年檢查一次。

4. **昏迷而意識不清者、高燒、張口呼吸者、病重軟弱者、營養不良、禁食者、接受化學治療者**，易有口腔黏膜改變的問題，應隨時視需要執行特殊口腔護理。

5. 一般而言，夜晚睡前最適合執行口腔護理。

6. 剛進食後，切勿為病人立即執行特別口腔護理，以避免病人嘔吐。

7. 對於長期臥床且昏迷的病人，護理人員所提供的護理活動順序安排，最適當者為：**特別口腔護理→洗臉→床上沐浴→更衣→會陰沖洗→整理床鋪。**

8. 病人因進行化學治療或放射線治療，合併嚴重口腔潰瘍執行口腔護理，可依醫囑給予**麻醉劑溶液 Xylocaine Solution 漱口。**

9. 執行口腔護理的目的可早期發現疾病，亦可促進舒適以提高生活品質。

10. 口腔內頰有潰瘍，可使用的口腔溶液：以生理食鹽水漱口清潔、以麻醉性溶液漱口止痛、以 2％硼酸水漱口消除口臭。

11. 病人活動性假牙之清潔護理，每天早晚均需清潔假牙之內外面，假牙應於睡眠時取下，以防止其壓迫牙床。

※ 假牙清潔

1. 清潔活動假牙時，應用冷水浸泡以減少細菌的孳生。

2. 活動假牙若牙托材質為硬橡皮，不戴時應泡在有水的容器；若牙托材質為合成樹脂，不戴時應放在乾燥的容器內。

3. 每次戴假牙時應先泡水，以減少摩擦及易於佩戴。

4. 病人活動性假牙之清潔護理：每天早晚均需清潔假牙之內外面，假牙應於睡眠時取下，以防止其壓迫牙床。

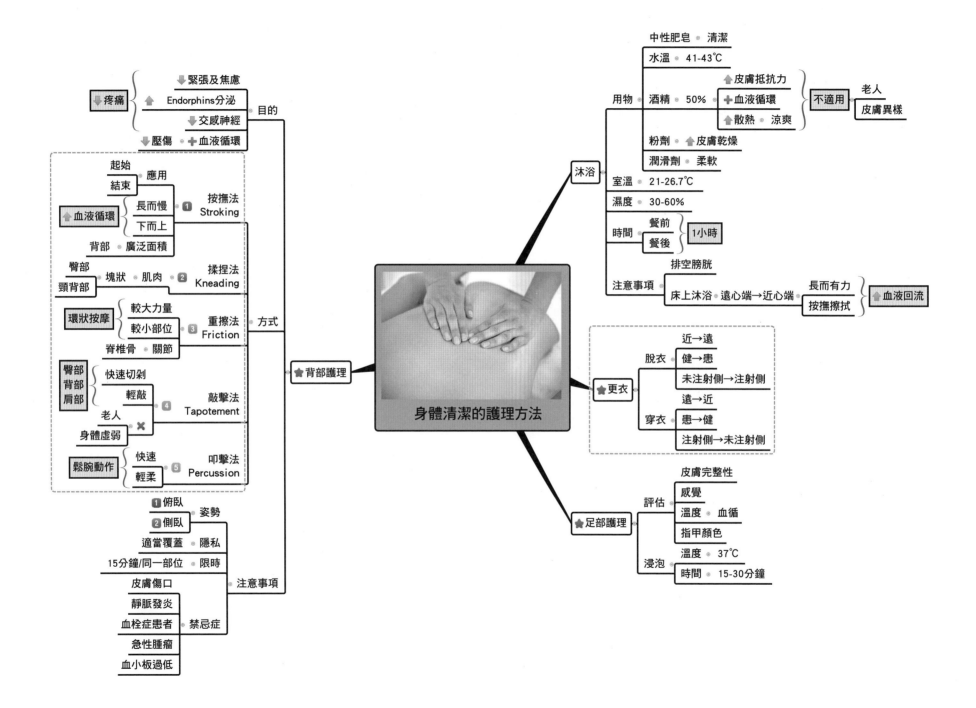

身體清潔的護理方法

沐浴
- 用物
  - 中性肥皂 ○ 清潔
  - 水溫 ○ 41-43℃
  - 酒精 ○ 50%
    - ⬆ 皮膚抵抗力
    - ➕ 血液循環 } 不適用 ─ 老人 / 皮膚異樣
    - ⬆ 散熱 ○ 涼爽
  - 粉劑 ○ ⬆ 皮膚乾燥
  - 潤滑劑 ○ 柔軟
- 室溫 ○ 21-26.7℃
- 濕度 ○ 30-60%
- 時間 ─ 餐前 / 餐後 } 1小時
- 注意事項
  - 排空膀胱
  - 床上沐浴 ○ 遠心端→近心端 ─ 長而有力 / 按撫擦拭 } ⬆ 血液回流

★ 更衣
- 脫衣
  - 近→遠
  - 健→患
  - 未注射側→注射側
- 穿衣
  - 遠→近
  - 患→健
  - 注射側→未注射側

★ 足部護理
- 評估
  - 皮膚完整性
  - 感覺
  - 溫度 ○ 血循
  - 指甲顏色
- 浸泡
  - 溫度 ○ 37℃
  - 時間 ○ 15-30分鐘

★ 背部護理
- 目的
  - ⬇ 疼痛 {
    - ⬇ 緊張及焦慮
    - ⬆ Endorphins分泌
    - ⬇ 交感神經
  - ⬇ 壓傷 ● ➕ 血液循環
- 方式
  - 按撫法 Stroking ❶
    - 起始 ○ 應用
    - 結束
    - 長而慢
    - 下而上 } ⬆ 血液循環
    - 背部 ○ 廣泛面積
  - 揉捏法 Kneading ❷
    - 臀部 / 頸背部 ○ 塊狀 ○ 肌肉
  - 重擦法 Friction ❸
    - 較大力量
    - 較小部位 } 環狀按摩
    - 脊椎骨 ○ 關節
  - 敲擊法 Tapotement ❹
    - 臀部 / 背部 / 肩部 } 快速切剁
    - 輕敲
    - 老人 ✗ / 身體虛弱
  - 叩擊法 Percussion ❺
    - 快速 / 輕柔 } 鬆腕動作
- 注意事項
  - 姿勢 ─ ❶俯臥 / ❷側臥
  - 適當覆蓋 ○ 隱私
  - 15分鐘/同一部位 ○ 限時
  - 禁忌症
    - 皮膚傷口
    - 靜脈發炎
    - 血栓症患者
    - 急性腫瘤
    - 血小板過低

| 重點整理 | 7-2 | 身體清潔的護理方法 |

※ 皮膚護理

1. 頭髮清潔應使用 41~43℃ 之水，且可利用塑膠洗頭槽洗髮，若頭髮打結，可用 **50% 酒精潤溼**來解決。

2. 當病人頭髮染有血跡時，最合宜的處理是用 **50% 酒精**加以擦洗。

3. 護理人員為病人執行足部趾甲護理時，修剪前，將足部浸泡於溫水中 15~30 分鐘，以軟化指甲，並觀察趾甲周圍皮膚及血液循環狀況；修剪時，**手指甲應修剪成弧形，腳趾甲應修平**；修剪後，使用冷霜由趾甲周圍往外按摩，以防肉刺形成。

4. **指甲周邊發生皮膚肉刺的原因，是因皮膚水分和脂質減少而形成。**

5. 足部護理時，若遇足部如有紅腫、水泡，則不宜浸泡。

6. 為糖尿病病人執行足部護理措施時，在腳趾之間容易潮溼時，勿塗抹乳液。

7. 當病人足部皮膚乾燥脫皮，可依醫囑使用**硫酸鎂或碳酸蘇打，來軟化皮膚，及使用羊毛脂移除皮屑。**

8. 床上沐浴時，擦拭肢體時須由**遠心端擦往近心端**的目的，是為促進靜脈血液的回流。

9. 照顧手術後臥床休息病人，應評估身體不適的導因，並可使用 50％ 酒精進行背部護理，以減輕身體不適。若有需要，亦可使用止痛劑以減少合併症。提供維持身體姿勢舒適的設備，如枕頭、支架等，並協助床上沐浴以增加身體舒適。

10. 背部護理之按撫法 (Stroking) 由臀部沿脊椎兩側推向肩頸，再由背部兩側到尾骶部以手掌平撫；用雙手手指將肌肉大塊捏起，常用於臀部及頸背部等多肉處稱為揉捏法 (Kneading)；可用於骨突處、足踝或指節處為摩擦法 (Friction)。

11. 當高齡老人在執行背部護理時，可使用按撫法刺激淺層組織血液循環。

12. 病人若為**老年人、身體虛弱或有背部疾病者，不可使用敲擊法 (Tapotement) 之背部按摩。**

13. 給與病人背部按摩時，開始與結束應使用按撫法。

14. 為病人背部按摩時，由尾骶骨沿著脊椎骨到頸椎，於每一脊椎關節做環行動作的方法是摩擦法。

15. 背部按摩中，揉捏法是使用五個指端揉捏於塊狀肌束，以促進血液循環。

※ 穿衣

1. 協助雙手可自主活動的病人穿上衣時，先穿遠護理人員側較合宜。

2. 病人因車禍致整個右手臂和右腳都打上石膏。協助病人更換衣服時，護理人員應先脫左側、先穿右側。

3. **穿衣時，應先穿上有注射點滴側的衣服；脫衣服時，應先脫無注射點滴側的衣服。**

※ 眼部清潔

1. 眼部清潔應以擠乾之溼毛巾，由**眼睛內側向外側方向擦拭。**

2. 若眼部乾燥的分泌物多時，可使用無菌溶液來溼熱敷，先去除分泌物，再進行眼部清潔。

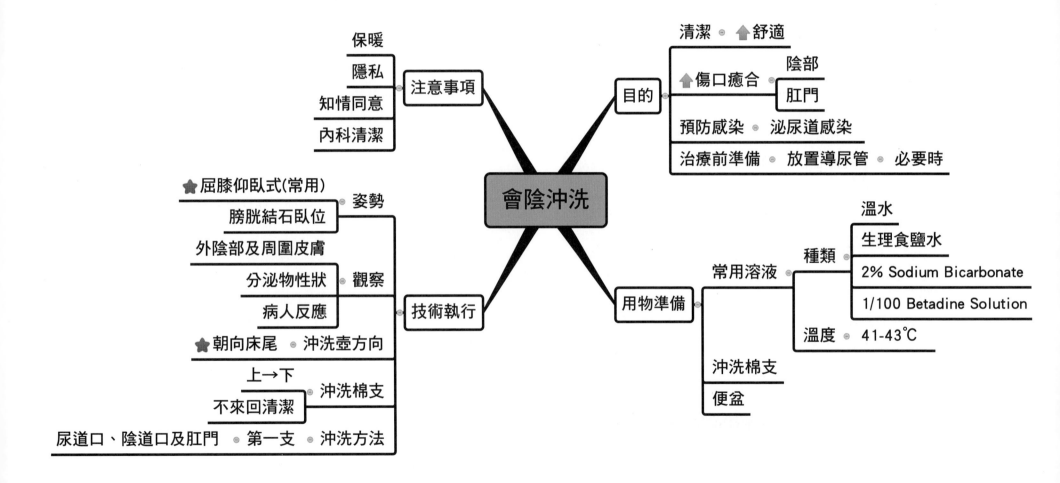

▶▶▶重點整理　7-3　會陰沖洗

1. 會陰沖洗常使用之溶液：

   (1) **溫開水、生理食鹽水或 2% 重碳酸氫鈉溶液，以達清潔之效果。**

   (2) **2% 硼酸 (Boric Acid) 是具有除臭及消毒的功能。**

   (3) **1:4,000~1:5,000 之 P. P. Solution（高錳酸鉀溶液），具有會陰傷口之消腫及促進傷口癒合之功效。**

2. 會陰沖洗時，女病人宜採屈膝仰臥式；男病人則採用平躺。

3. 會陰沖洗時，壺口朝向床尾可避免沖洗液進入陰道。

4. 會陰沖洗是內科無菌技術，使用清潔手套，採用水溫為 41~43℃ (105~110°F)，需依病人感覺調整溫度；溶液量約 300~500 c.c.。

5. 沖洗壺與恥骨聯合處距離約 3~4 吋；沖洗棉棒清洗順序由上往下，其沖洗順序為尿道口 → 遠側小陰唇 → 近側小陰唇 → 遠側大陰唇 → 近側大陰唇，不可來回，以避免將肛門處的細菌帶至陰道口。沖洗時亦需觀察陰部外觀及其分泌物之量與性質。

6. 會陰沖洗時，每枝棉棒只使用一次，以免交互感染；沖洗液保持不間斷，以配合棉棒洗淨各區域。

7. 會陰沖洗時，應隨時注意病人反應及維護隱私，並給予適當保暖。

● Memo

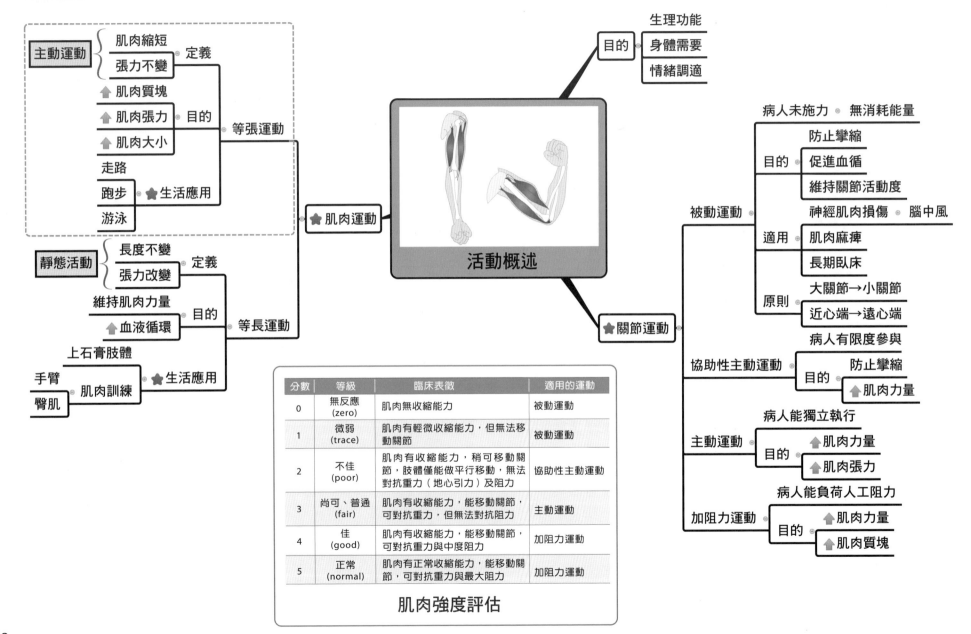

主動運動
- 肌肉縮短
- 張力不變 · 定義

- ⬆肌肉質塊
- ⬆肌肉張力 目的
- ⬆肌肉大小
等張運動

- 走路
- 跑步 ★生活應用
- 游泳

靜態活動
- 長度不變
- 張力改變 · 定義

- 維持肌肉力量
- ⬆血液循環 目的
等長運動

- 上石膏肢體
- 手臂
- 臀肌 肌肉訓練 ★生活應用

★肌肉運動

目的
- 生理功能
- 身體需要
- 情緒調適

活動概述

★關節運動

被動運動
- 病人未施力 · 無消耗能量
- 目的
  - 防止攣縮
  - 促進血循
  - 維持關節活動度
- 適用
  - 神經肌肉損傷 · 腦中風
  - 肌肉麻痺
  - 長期臥床
- 原則
  - 大關節→小關節
  - 近心端→遠心端

協助性主動運動
- 病人有限度參與
- 目的
  - 防止攣縮
  - ⬆肌肉力量

主動運動
- 病人能獨立執行
- 目的
  - ⬆肌肉力量
  - ⬆肌肉張力

加阻力運動
- 病人能負荷人工阻力
- 目的
  - ⬆肌肉力量
  - ⬆肌肉質塊

分數	等級	臨床表徵	適用的運動
0	無反應 (zero)	肌肉無收縮能力	被動運動
1	微弱 (trace)	肌肉有輕微收縮能力，但無法移動關節	被動運動
2	不佳 (poor)	肌肉有收縮能力，稍可移動關節，肢體僅能做平行移動，無法對抗重力（地心引力）及阻力	協助性主動運動
3	尚可、普通 (fair)	肌肉有收縮能力，能移動關節，可對抗重力，但無法對抗阻力	主動運動
4	佳 (good)	肌肉有收縮能力，能移動關節，可對抗重力與中度阻力	加阻力運動
5	正常 (normal)	肌肉有正常收縮能力，能移動關節，可對抗重力與最大阻力	加阻力運動

肌肉強度評估

▶▶重點整理　8-1　活動概述

1. 活動的目的：可增加肌肉張力，維持關節活動度；增加心輸出量及血液循環，降低心臟負荷。

2. 關節的被動運動是無法增加肌肉力量，但可以達到預防關節攣縮之目的。

3. 鼓勵病人舉啞鈴進行阻力運動，最主要目的是增加手臂肌肉的力量，以利下床使用助行器。

4. 肌肉力量等級：良好 (Good)、普通 (Fair)、不佳 (Poor)、微弱 (Trace)。

5. 病人的肌肉力量分級至少 **3 分以上**，才能執行主動運動。

6. 病人活動的種類中，被動運動和等張運動所造成的作用最相似。

7. 有氧運動：包括游泳、騎腳踏車、跑步。

8. 長期臥床病人第一次下床時，護理人員最需要注意病人血壓的變化，避免**姿位性低血壓**。

9. 早期下床活動對病人身體的益處，包括：促進血液循環、增加胸部擴張及減少便祕發生。

10. 若完全不活動，臥床 **48 小時後**肌肉會開始萎縮。

11. 長期臥床病人出現尿道結石，與血鈣濃度上升最有關。

12. 脊椎麻醉手術後，病人執行床上腿部運動的主要目的是預防靜脈血栓。

● Memo

維持關節活動性

⬆關節功能

⬆肌肉力量

⬇關節攣縮

⬇關節僵硬

目的

體力負荷

耐受力

關節活動度 ◦ 評估

肌肉力量

停止 ◦ 疼痛

仰臥 ◦ 舒適 ◦ 姿勢

近心端→遠心端

★原則

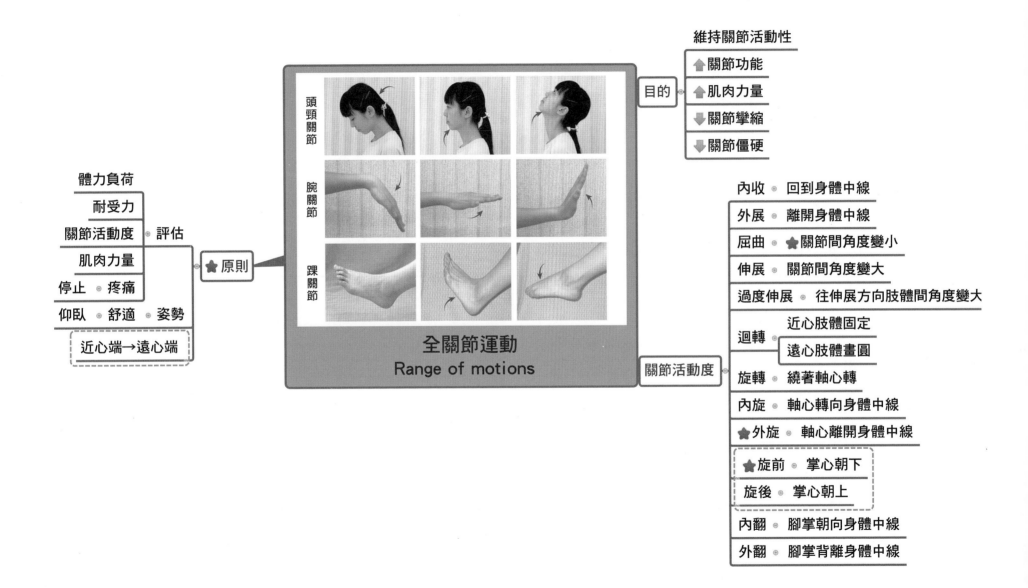

頭頸關節

腕關節

踝關節

全關節運動
Range of motions

關節活動度

內收 ◦ 回到身體中線

外展 ◦ 離開身體中線

屈曲 ◦ ★關節間角度變小

伸展 ◦ 關節間角度變大

過度伸展 ◦ 往伸展方向肢體間角度變大

迴轉 ◦ 近心肢體固定 / 遠心肢體畫圓

旋轉 ◦ 繞著軸心轉

內旋 ◦ 軸心轉向身體中線

★外旋 ◦ 軸心離開身體中線

★旋前 ◦ 掌心朝下

旋後 ◦ 掌心朝上

內翻 ◦ 腳掌朝向身體中線

外翻 ◦ 腳掌背離身體中線

▶▶重點整理 | **8-2　全關節運動**

1. 全關節運動 (Range of Motion; ROM) 執行前後，應測量生命徵象。**應先執行主動運動，再做日常照顧之運動訓練。**健側與患側皆需要運動。

2. **增進關節活動度的運動可分為三種：被動關節運動、輔助性的主動運動及主動運動。**

3. 上、下肢關節運動說明

關節名稱		關節運動	關節名稱		關節運動
上肢關節	肩關節	屈曲、伸展、過度伸展、外展、內收、內旋、外旋、迴旋	下肢關節	髖關節	屈曲、伸展、過度伸展、外展、內收、內旋、外旋、迴旋
	肘關節	屈曲、伸展、**旋前、旋後**		膝關節	屈曲、伸展
	腕關節	屈曲、伸展、過度伸展、橈側偏斜、尺側偏斜		踝關節	屈曲、伸展、內翻、外翻
	指關節	屈曲、伸展、外展、內收		趾關節	屈曲、伸展、外展、內收
	前臂	**旋前、旋後**		軀幹	屈曲、伸展、過度伸展、旋轉、側彎

4. 被動關節運動的執行原則：

(1) 每個肢體**先做近心端，再做遠心端的關節**。

(2) 操作時，**肢體的上、下關節應予適當支托**，並以緩慢且有節律的方式做活動。

(3) **每個關節運動應做 5~10 次，每天做 2~3 次。**

(4) 當病人出現疼痛或有抵抗動作時，應停止運動。

(5) 可指導病人利用健側肢體來幫助患側肢體做運動。

5. 當病人以拐杖輔具以三點式步態行走時，**肩關節正執行屈曲及過度伸展的部分活動。**

6. 運動治療可分為三大類：增進關節活動度的運動、增強肌肉力量及耐力的運動、提升心肺耐力及全身體適能的運動。

7. 肌肉訓練的運動可分為三種：。

(1) **等長運動（肌肉長度保持不變）**：

A. 能預防肌肉萎縮，維持肌肉張力；肌肉張力增加但無關節的活動與肌肉長度的改變。

B. 教導病人進行下肢等長運動，例如：膝關節下壓動作。

C. 手伸直推牆的動作：運動時增加肌肉張力，但長度不變。

D. 執行髖關節置換術的病人，為避免制動對身體的影響，宜鼓勵執行等長運動，加強股四頭肌力量。

E. **股四頭肌運動、凱格爾式 (Kegel's) 運動、手提重物**亦為等長運動。

(2) **等張運動（肌肉張力保持不變）**：

A. 具有促進血液循環，改善心肺功能；可維持關節活動度的功能；肌肉收縮變短、可增加肌肉強度及張力，可產生力量以執行日常生活活動功能。

B. 執行日常生活自我照顧活動中，最常出現等張運動。

C. 走路、騎車、打籃球、慢跑、游泳、伏地挺身均屬於此活動類型。

(3) **等速運動：是固定之角速度下運動，優點是在每個關節活動度均能使肌肉發揮最大的能力。**

8. 執行全關節運動的注意事項：

(1) 必須使每個關節的運動都能達到最大的活動範圍；運動量有個別差異，應避免過度疲勞和疼痛。

(2) 持續且規律的加強運動量及強度，可逐漸建立運動耐力。

(3) 操作被動性關節運動時，關節的前後需支托。

※ 急性運動傷害的處理原則 (PRICE)

1. P (Protection)：保護患部；防止再次的傷害，可利用繃帶包紮作一固定，亦可使用夾板來固定及保護。

2. R (Rest)：患部休息；盡量不要使用受傷的部位，以避免二次傷害的產生，可用拐杖或輔具來保護。

3. I (Ice)：冰敷患部；在受傷後48~72小時內，可利用冰袋或冷噴霧劑，以達消腫、止痛之目的。

4. C (Compression)：壓迫患部；用以減輕腫脹，保護患部，亦可用彈性繃帶包紮，以達壓迫組織的目的。

5. E (Elevation)：抬高患部；利用擺位的方式，增加血液的回流，以達減輕腫脹的目的。

● Memo

Memo

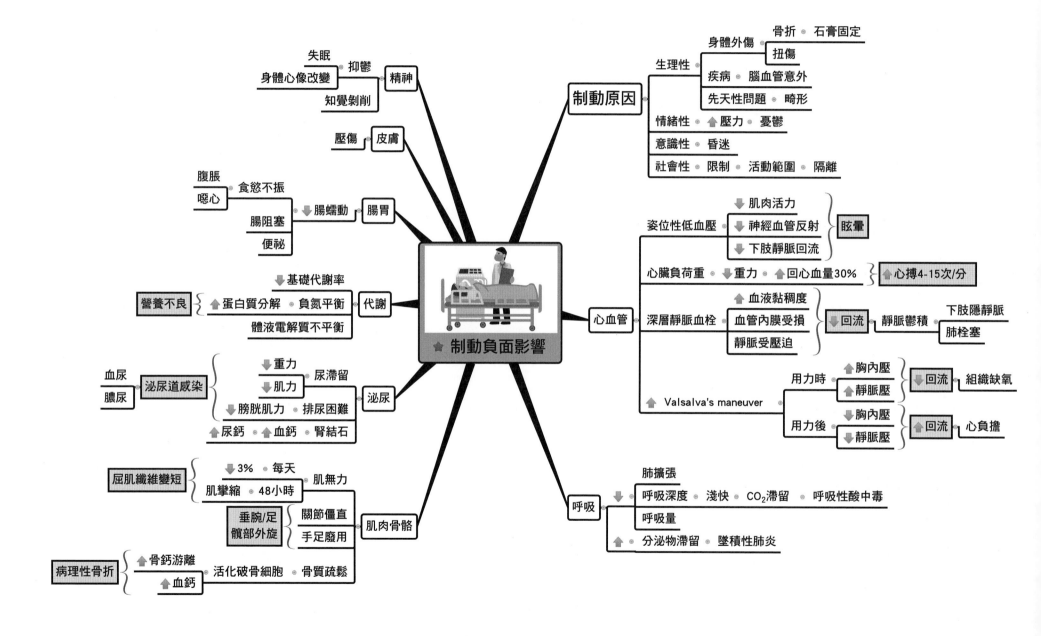

制動原因
- 生理性
  - 身體外傷
    - 骨折。石膏固定
    - 扭傷
  - 疾病。腦血管意外
  - 先天性問題。畸形
- 情緒性。⬆壓力。憂鬱
- 意識性。昏迷
- 社會性。限制。活動範圍。隔離

精神
- 抑鬱
  - 失眠
  - 身體心像改變
  - 知覺剝削

皮膚
- 壓傷

腸胃
- ⬇腸蠕動
  - 食慾不振
    - 腹脹
    - 噁心
  - 腸阻塞
  - 便祕

代謝
- ⬇基礎代謝率
- 營養不良
  - ⬆蛋白質分解。負氮平衡
  - 體液電解質不平衡

泌尿
- ⬇重力
- ⬇肌力 → 尿滯留
- 泌尿道感染
  - 血尿
  - 膿尿
- ⬇膀胱肌力。排尿困難
- ⬆尿鈣。⬆血鈣。腎結石

肌肉骨骼
- 屈肌纖維變短
  - ⬇3%。每天
  - 肌攣縮。48小時 → 肌無力
- 垂腕/足 髖部外旋
  - 關節僵直
  - 手足廢用
- 病理性骨折
  - ⬆骨鈣游離
  - ⬆血鈣
  - 活化破骨細胞。骨質疏鬆

心血管
- 姿位性低血壓
  - ⬇肌肉活力
  - ⬇神經血管反射
  - ⬇下肢靜脈回流 } 眩暈
- 心臟負荷重。⬇重力。⬆回心血量30% } ⬆心搏4-15次/分
- 深層靜脈血栓
  - ⬆血液黏稠度
  - 血管內膜受損
  - 靜脈受壓迫 } ⬇回流。靜脈鬱積
    - 下肢隱靜脈
    - 肺栓塞
- ⬆Valsalva's maneuver
  - 用力時
    - ⬆胸內壓
    - ⬆靜脈壓 } ⬇回流。組織缺氧
  - 用力後
    - ⬇胸內壓
    - ⬇靜脈壓 } ⬆回流。心負擔

呼吸
- 肺擴張
  - ⬇呼吸深度。淺快。CO_2滯留。呼吸性酸中毒
  - 呼吸量
- ⬆分泌物滯留。墜積性肺炎

⭐制動負面影響

▶▶重點整理　8-3　制動負面影響

1. 長期臥床對病人心、肺系統的影響：

    (1) 負責調控血壓之神經血管反射會失調，易造成姿位性低血壓。

    (2) 骨骼肌幫浦活動減少，使下肢回流受阻。

    (3) 血液黏稠度增加、靜脈血流速度變緩慢，易形成血栓。

    (4) 呼吸肌及腹肌無力，影響執行有效咳嗽，易發生墜積性支氣管肺炎。

    (5) 臥姿使靜脈回流增加，心肌耗氧量增加。

    (6) 床上使用便盆與移動身體時，使用伐耳沙伐氏操作法 (Valsalva's Maneuver) 機率增加，造成心跳速率改變及不適反應。

2. 長期臥床對病人泌尿系統的影響：膀胱肌肉過度伸展，導致排尿困難；尿瀦留；泌尿道感染及結石。

3. 長期臥床對病人腸胃系統的影響：因細胞合成蛋白質的速度小於分解速度，以致負氮平衡；因腹肌無力，以致便秘容易發生。

4. 長期臥床對病人肌肉骨骼系統的影響：易導致鈣從骨質中游離，形成高血鈣及骨質疏鬆。當肌肉失去活動時，肌肉強度將日益減少 3%，2 天後肌肉開始萎縮。

5. 長期臥床的病人，基礎代謝率會下降。

6. 長期固定不動的病人護理重點，包括：

    (1) 協助病人下床活動。

    (2) 協助病人執行全關節及肌肉運動。

    (3) 使用彈性襪，有助靜脈血回流，預防血栓形成。

    (4) 多執行深呼吸及咳嗽運動。

    (5) 營養方面可多攝取高蛋白、高纖飲食及增加飲水量（100 c.c. ／小時）。

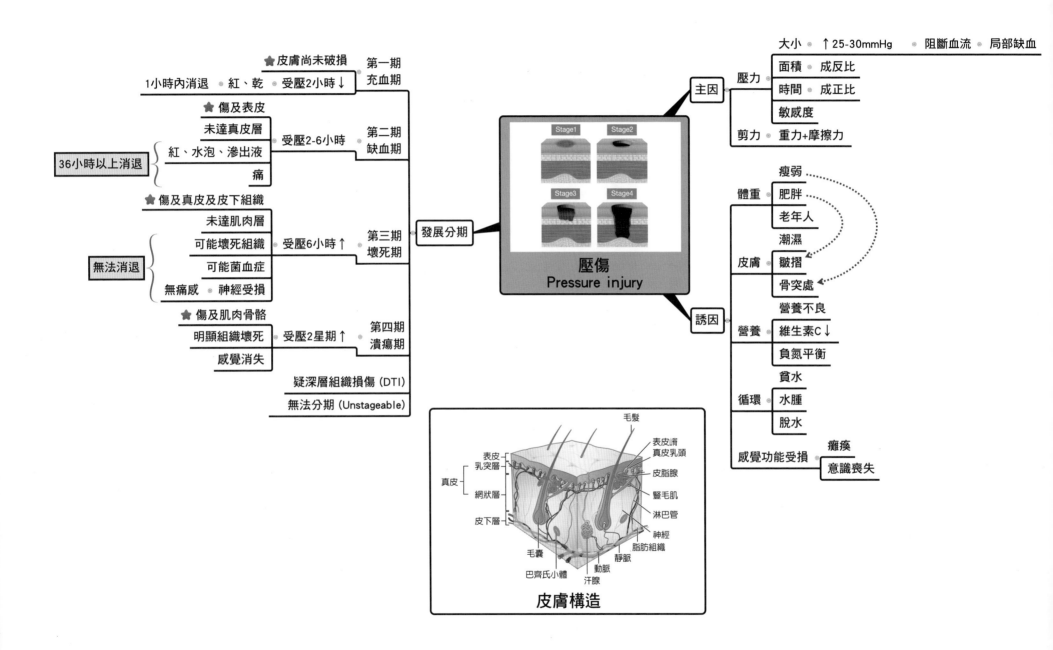

大小　↑25-30mmHg　阻斷血流　局部缺血

★皮膚尚未破損

第一期
充血期

1小時內消退　紅、乾　受壓2小時↓

★傷及表皮

受壓2-6小時

第二期
缺血期

未達真皮層

36小時以上消退

紅、水泡、滲出液

痛

★傷及真皮及皮下組織

未達肌肉層

受壓6小時↑

第三期
壞死期

可能壞死組織

無法消退

可能菌血症

無痛感　神經受損

★傷及肌肉骨骼

明顯組織壞死

受壓2星期↑

第四期
潰瘍期

感覺消失

疑深層組織損傷 (DTI)

無法分期 (Unstageable)

發展分期

壓傷
Pressure injury

主因

壓力

面積　成反比

時間　成正比

敏感度

剪力　重力+摩擦力

誘因

體重

瘦弱

肥胖

老年人

皮膚

潮濕

皺摺

骨突處

營養

營養不良

維生素C↓

負氮平衡

循環

貧水

水腫

脫水

感覺功能受損

癱瘓

意識喪失

皮膚構造

毛髮

表皮嵴

真皮乳頭

皮脂腺

豎毛肌

淋巴管

神經

脂肪組織

靜脈

動脈

汗腺

巴齊氏小體

毛囊

表皮

乳突層

真皮

網狀層

皮下層

▶▶ 重點整理　8-4　壓傷

1. 壓傷發生的原因

種類	分類說明
內在因素	年齡、營養不良、知覺感受損傷、神經損傷、大小便失禁
外在因素	摩擦力、剪力、移動、活動
誘發因素	用藥（如類固醇、鎮靜劑）、水腫、貧血、體重過重、壓力、溼度

2. 常見擺位姿勢及好發壓傷部位

擺位姿勢	好發壓傷部位
仰臥（平躺）	枕骨、肩胛骨、**肘關節、薦骨、足跟**
側臥	頭側部、耳、肩部、手肘外側、腸骨　、股骨粗隆、膝蓋、足髁外側
坐臥（半坐臥）	**薦骨、尾骨、坐骨結節、足跟**
俯臥	臉頰、耳、肩峰突、乳房、生殖器、髖骨、足趾

3. 壓傷分期：皮膚發紅未破皮（壓傷第一期－充血期）；皮膚發紅起水泡（壓傷第二期－缺血期）；黃白色的凹陷狀傷口，且可見皮下脂肪，但未暴露肌肉（壓傷第三期－壞死期）；傷及肌肉、骨骼（壓傷第四期－潰瘍期）。

4. 預防壓傷的方法：

   (1) 增強病人皮膚保護及預防，確實檢視皮膚狀況；減少局部組織壓力，每兩小時翻身一次；可使用枕頭或棉被支拖，以協助減壓。

   (2) 減少摩擦力、剪力，抬高床頭小於 30 度，床尾亦需搖高，以防病人向下滑。

   (3) 多使用中單移動病人，減少「拖拉方式」移位，以降低摩擦皮膚機會。

   (4) 攝取足夠營養及水分。

5. 當協助病人側臥時，需以枕頭支托的部位，包括頭下、胸前、兩腿間、背部。

6. 當長期臥床病人有尾骶骨處皮膚發紅、腫脹、表皮起水泡，部分已經有黃色滲出液，其壓傷分期為第二期（缺血期）。其護理方式為：教導使用生理食鹽水清潔傷口、保持傷口乾淨；使用膜性敷料（如 OP Site 或 Tegaderm）覆蓋，以保護破皮或水泡部分皮膚；並提供預防壓傷發生的相關知識，教導正確翻身與擺位技巧。

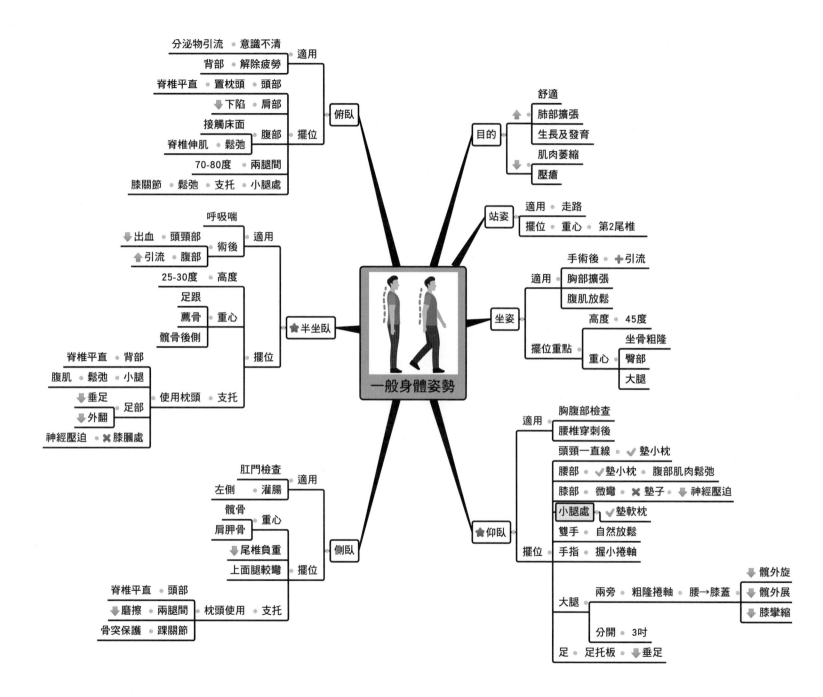

分泌物引流・意識不清
背部・解除疲勞　・適用
脊椎平直・置枕頭・頭部
　　⬇下陷・肩部　　俯臥
接觸床面
脊椎伸肌・鬆弛・腹部　・擺位
70-80度・兩腿間
膝關節・鬆弛・支托・小腿處

呼吸喘
⬇出血・頭頸部・術後・適用
⬆引流・腹部
25-30度・高度
足跟
薦骨・重心
髖骨後側
★半坐臥・・擺位
脊椎平直・背部
腹肌・鬆弛・小腿
⬇垂足・足部・使用枕頭・支托
⬇外翻
神經壓迫・✖膝膕處

肛門檢查・適用
左側・灌腸
髖骨・重心
肩胛骨
⬇尾椎負重
上面腿較彎・擺位
脊椎平直・頭部
⬇磨擦・兩腿間・枕頭使用・支托
骨突保護・踝關節
側臥

目的
舒適
⬆肺部擴張
生長及發育
肌肉萎縮
⬇壓瘡

站姿
適用・走路
擺位・重心・第2尾椎

坐姿
手術後・➕引流
適用
胸部擴張
腹肌放鬆
高度・45度
擺位重點
坐骨粗隆
重心・臀部
大腿

一般身體姿勢

仰臥
適用
胸腹部檢查
腰椎穿刺後
頭頸一直線・✔墊小枕
腰部・✔墊小枕・腹部肌肉鬆弛
膝部・微彎・✖墊子・⬇神經壓迫
小腿處・✔墊軟枕
雙手・自然放鬆
擺位・手指・握小捲軸
⬇髖外旋
大腿・兩旁・粗隆捲軸・腰→膝蓋・⬇髖外展
⬇膝攣縮
分開・3吋
足・足托板・⬇垂足

▶▶ 重點整理 ┃ 8-5　一般身體姿勢

1. 昏迷病人的姿勢擺位：

   (1) 足部放置足托板，維持屈曲，**可預防比目魚肌與腓腸肌不自主收縮，並可預防垂足**。足托板至少需每 4 小時移開一次，以活動踝關節

   (2) 手握小捲軸，以防止手指屈曲攣縮、腕關節過度屈曲造成垂腕。

   (3) 大腿外側以粗隆捲軸固定。

   (4) 側臥 (Lateral Position) 時，身體的重量壓在下側的肩胛骨和髖骨；於雙腿間置一枕頭。

   (5) 仰臥時，頭、頸肩下可置枕頭，使病人較舒適；頭、頸與脊柱需呈一直線；可使用足托板；為預防壓迫脛神經及血管，可以採用小腿下墊軟枕。枕頭放於膝膕正下方時，易造成膕動脈、膕靜脈及脛神經的壓迫。

   (6) 至少每 2 小時翻身一次，以防止壓傷的形成。

2. 維持病人舒適的姿勢，可採半坐臥姿；**使用足跟保護器維持踝關節屈曲，預防垂足**，或採辛氏臥姿時，頭肩下墊枕頭，維持功能性姿勢。

3. 坐臥式 (Fowler's Position) 的正確擺位，床頭抬高約 45~60 度。呼吸困難時可俯趴於床上桌休息；燒傷者可使用床上支架，避免壓迫；使用粗隆捲軸時，其長度以腰到膝蓋為佳。

4. 病人接受腰椎麻醉後 6~8 小時，需採用仰臥姿勢休息。

5. 坐臥姿勢需用枕頭支托頸、背部，以維持脊椎正常曲線；勿快速更換姿勢，以防姿位性低血壓。採坐臥姿位，可促進胸、腹部手術後之傷口引流及減少頸部術後的出血。

6. 心臟病人採坐臥姿勢的理由是為使**橫膈下降，胸廓易於擴張、回心血量少**。

7. 當病人有休克狀況，可協助其改變姿勢為**垂頭仰臥式**。

8. 預防全身癱瘓病人髖關節外旋及膝關節攣縮，**最佳的防護性設備為粗隆捲軸**。

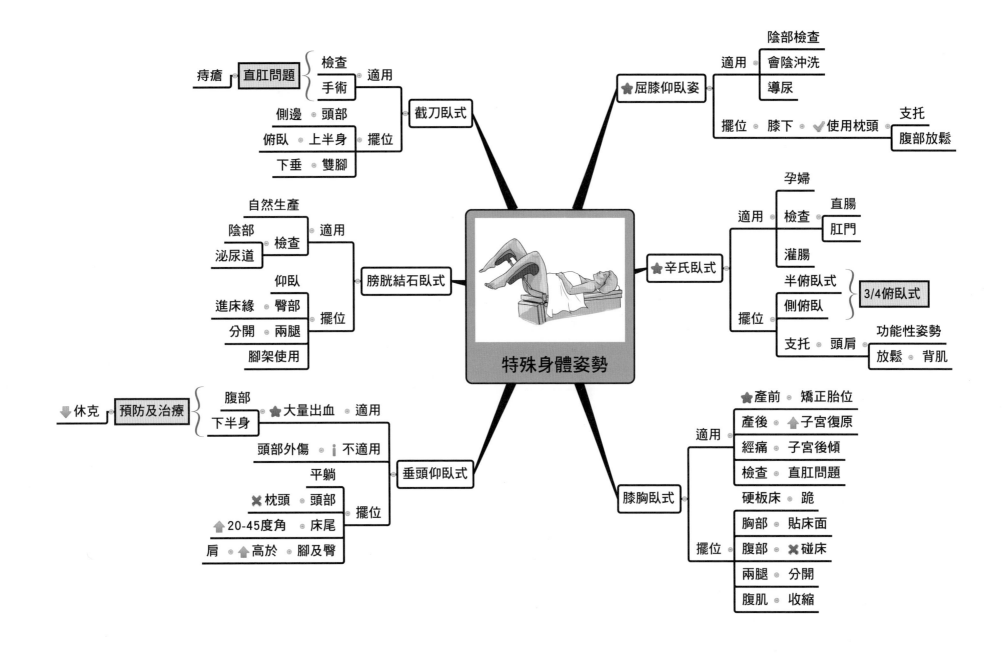

痔瘡 ◦ 直肛問題 { 檢查 / 手術 } ◦ 適用

截刀臥式

側邊 ◦ 頭部
俯臥 ◦ 上半身 ◦ 擺位
下垂 ◦ 雙腳

陰部檢查
適用 會陰沖洗
導尿
★ 屈膝仰臥姿

支托
擺位 膝下 ◦ ✔使用枕頭 ◦ 腹部放鬆

自然生產
陰部 ◦ 檢查 ◦ 適用
泌尿道

膀胱結石臥式

仰臥
進床緣 ◦ 臀部
分開 ◦ 兩腿 ◦ 擺位
腳架使用

孕婦
直腸
適用 檢查 肛門
灌腸
★ 辛氏臥式

半俯臥式
側俯臥 } 3/4俯臥式
擺位

功能性姿勢
支托 ◦ 頭肩
放鬆 ◦ 背肌

⬇休克 ◦ 預防及治療 { 腹部 / 下半身 } ◦ ★大量出血 ◦ 適用

頭部外傷 ◦ ❗不適用

垂頭仰臥式

平躺
✖枕頭 ◦ 頭部
⬆20-45度角 ◦ 床尾 ◦ 擺位
肩 ◦ ⬆高於 ◦ 腳及臀

特殊身體姿勢

★產前 ◦ 矯正胎位
產後 ◦ ⬆子宮復原
經痛 ◦ 子宮後傾 適用
檢查 ◦ 直肛問題

膝胸臥式

硬板床 ◦ 跪
胸部 ◦ 貼床面
腹部 ◦ ✖碰床 擺位
兩腿 ◦ 分開
腹肌 ◦ 收縮

▶▶重點整理　8-6　特殊身體姿勢

1. 辛氏臥式 (Sim's Position) 常用於引流昏迷或吞嚥困難病人的口鼻分泌物。

2. 肺積水病人，當呼吸喘時，最好的姿勢擺位為坐臥式 (Fowler's Position)。

3. 病人以自然產方式分娩，會陰傷口呈正中切口，當執行會陰清潔時，應協助其病人採**屈膝仰臥式**的擺位。

4. 當婦女做子宮頸抹片檢查，護理人員應協助擺位成**膀胱截石術臥姿**。

5. 孕婦懷孕 6 個月，因胎位不正，可建議採膝胸臥姿來矯正胎位。

6. 為使產婦促進產後子宮收縮，其合宜的姿勢為**膝胸臥式**，腹肌會呈**收縮狀態**。

7. 流鼻血時，應採取坐姿、頭前傾的姿勢。

8. 休克或腹部大出血的病人最適合採取垂頭仰臥式。

● Memo

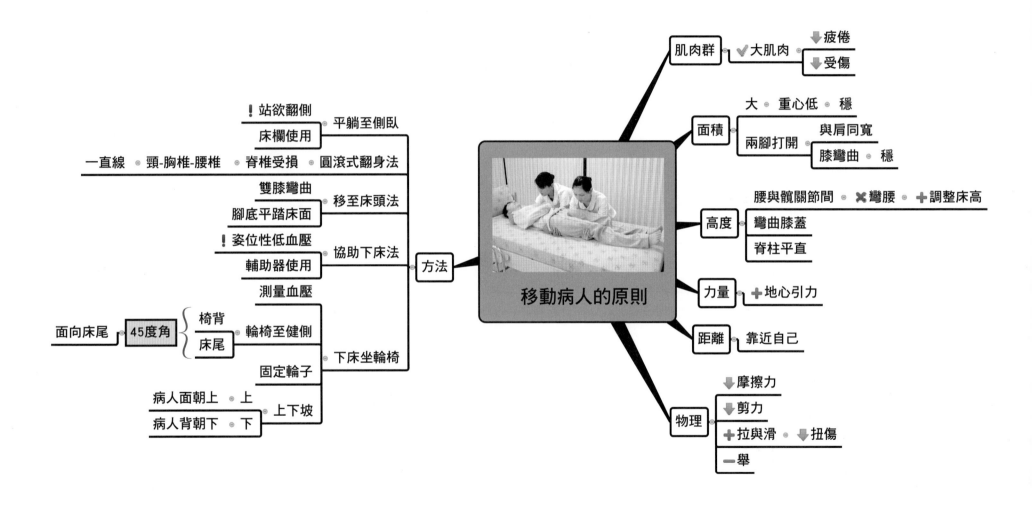

移動病人的原則

肌肉群 ── ✔ 大肌肉 ── ⬇疲倦
　　　　　　　　　　　⬇受傷

面積 ── 大 ● 重心低 ● 穩
　　　　兩腳打開 ── 與肩同寬
　　　　　　　　　　膝彎曲 ● 穩

高度 ── 腰與髖關節間 ● ✖彎腰 ● ✚調整床高
　　　　彎曲膝蓋
　　　　脊柱平直

力量 ── ✚地心引力

距離 ── 靠近自己

物理 ── ⬇摩擦力
　　　　⬇剪力
　　　　✚拉與滑 ● ⬇扭傷
　　　　一舉

方法 ──
　平躺至側臥 ── ❗站欲翻側
　　　　　　　　　床欄使用
　圓滾式翻身法 ● 脊椎受損 ● 頸-胸椎-腰椎 ● 一直線
　移至床頭法 ── 雙膝彎曲
　　　　　　　　腳底平踏床面
　協助下床法 ── ❗姿位性低血壓
　　　　　　　　輔助器使用
　下床坐輪椅 ── 測量血壓
　　　　　　　　輪椅至健側 ── 45度角 { 椅背 / 床尾 } ● 面向床尾
　　　　　　　　固定輪子
　上下坡 ── 病人面朝上 ● 上
　　　　　　病人背朝下 ● 下

▶▶重點整理　8-7　移動病人的原則

1. 當病人採坐臥姿時，身體向床尾滑落，此時對皮膚會產生剪力的不良影響。

2. 若協助半側無力的病人下床活動時，護理人員宜站於病人的健側。

3. 協助移動病人姿勢時，護理人員可利用人體工學原理，將**病人身體愈靠近自己或利用拉或滑動較抬起省力，以減少受傷；保持脊柱的平直，雙腳應分開，膝關節彎曲，降低身體重心；利用自己身體體重對抗病人體重較省力；使用大肌肉比小肌肉較不易疲勞。**

4. 移動病人時採圓滾木翻身法的主要目的是為保持病人脊柱平直。

5. 當三名護理師欲協助意識不清的病人由病床移至推床時，三名護理師最高排在床頭側，最矮的在床尾側。

6. 當護理師協助手部注射點滴的患者，由輪椅轉位至床上、協助患者站起轉向床時，宜應用腿部及臀部肌肉。

7. 在協助病人翻身時，護理師為調整身體高度，宜彎曲髖關節及膝關節。

8. 協助病人由輪椅返回病床時，應將**輪椅放於床尾，使椅背與床尾呈45度角**；病人將其遠側之手，扶住身側輪椅之把手，轉身坐回床緣，並病人雙手置於護理師肩上，由護理師環抱病人腰部，協助坐回床緣。

● Memo

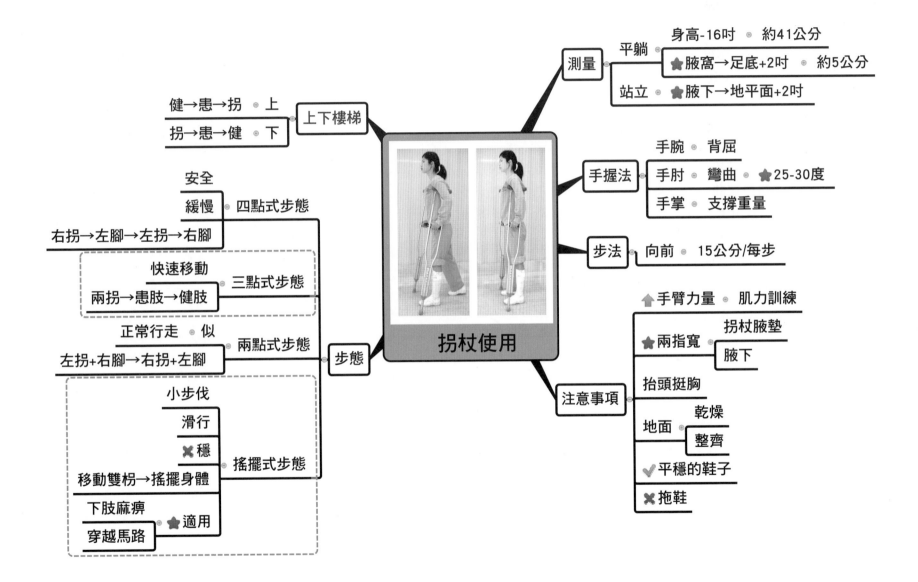

拐杖使用

測量
- 平躺
  - 身高-16吋　約41公分
  - ★腋窩→足底+2吋　約5公分
- 站立　★腋下→地平面+2吋

上下樓梯
- 健→患→拐　上
- 拐→患→健　下

手握法
- 手腕　背屈
- 手肘　彎曲　★25-30度
- 手掌　支撐重量

步法
- 向前　15公分/每步

步態
- 四點式步態
  - 安全
  - 緩慢
  - 右拐→左腳→左拐→右腳
- 三點式步態
  - 快速移動
  - 兩拐→患肢→健肢
- 兩點式步態
  - 正常行走　似
  - 左拐+右腳→右拐+左腳
- 搖擺式步態
  - 小步伐
  - 滑行
  - ✖穩
  - 移動雙柺→搖擺身體
  - 下肢麻痺
  - 穿越馬路　★適用

注意事項
- ⬆手臂力量　肌力訓練
- ★兩指寬
  - 拐杖腋墊
  - 腋下
- 抬頭挺胸
- 地面
  - 乾燥
  - 整齊
- ✔平穩的鞋子
- ✖拖鞋

▶▶重點整理　8-8　拐杖使用

1. 拐杖使用的注意事項，包括：拐杖腋橫把與腋窩保持二指寬的距離；手握拐杖時，手肘彎曲 25~30 度，手腕背屈，不可將身體重量放於腋下。

2. 病人需使用拐杖時，**拐杖的長度應為其身高減去 16 吋（約 41 公分）。**

3. 使用拐杖前，應學習以健肢站立。採加阻力運動之**肱三頭肌**，以增強手臂肌肉力量。

4. 拐杖使用：三點式步態是兩拐杖先跨出，患肢前進健肢再跟上。

5. 下肢麻痺的病人使用拐杖時，應使用搖擺式步態行走最適切。

6. 過馬路時以搖擺式步態是最為方便。

7. 一般使用拐杖時，**最安全的行走步態是四點式步態。**

8. 當病人使用拐杖行走時，勿穿著太長之褲子、穿拖鞋、高跟鞋或赤足，其易發生跌倒。

9. 若病人使用拐杖不慎發生跌倒時，應將拐杖丟向身體外側，以手著地。

10. 當使用拐杖坐姿與站姿交換時，應將拐杖置於病人健側。

● Memo

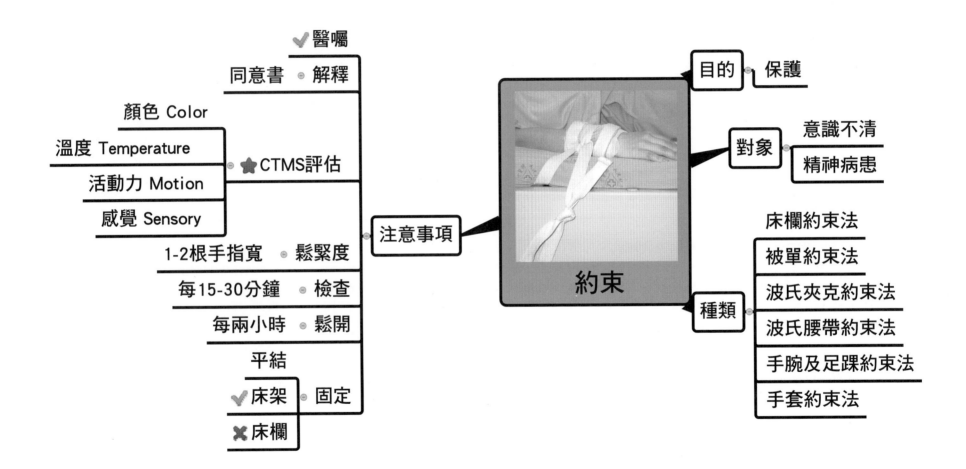

✔ 醫囑

同意書 ◦ 解釋

顏色 Color

溫度 Temperature

活動力 Motion ◦ ★CTMS評估

感覺 Sensory

1-2根手指寬 ◦ 鬆緊度

每15-30分鐘 ◦ 檢查

每兩小時 ◦ 鬆開

平結

✔ 床架 ◦ 固定

✘ 床欄

注意事項

約束

目的 ◦ 保護

意識不清
對象
精神病患

床欄約束法

被單約束法

波氏夾克約束法

種類 波氏腰帶約束法

手腕及足踝約束法

手套約束法

▶▶重點整理 ┃ 8-9 約束

1. 臨床上使用約束帶約束病人時，必須有醫囑才可以執行。

2. 約束時的注意事項，包括：約束前須得到病人及家屬的了解；**每 2 小時需鬆開約束部位**，協助病人更換姿勢；每 **15~30 分鐘**需觀察約束部位之**顏色 (Color)、溫度 (Temperature)、活動力 (Motion) 與感覺 (Sensory)**；約束的鬆緊度以能伸入 **1~2 指**為原則；關節微彎曲採**用平結固定於床架上**，而非床欄上。

3. 給予病人手腕或足踝約束帶前，應先以棉墊包裹，再使用**雙套結**。

4. 約束病人肢體時，若肢體出現蒼白、麻木、冰冷或病人主訴刺痛時，應立即鬆綁約束帶。

5. 躁鬱症急性期、失智且患有疥瘡、有暴力傾向之精神病人，需依醫囑給予保護性約束。

6. 使用束胸及束腹時，應注意病人呼吸型態。

7. 約束時應協助約束肢體成為**屈曲擺位**，以防止關節僵硬。

8. 約束期間，護理人員宜經常探視及安撫病人，盡可能滿足病人的需要。

● Memo

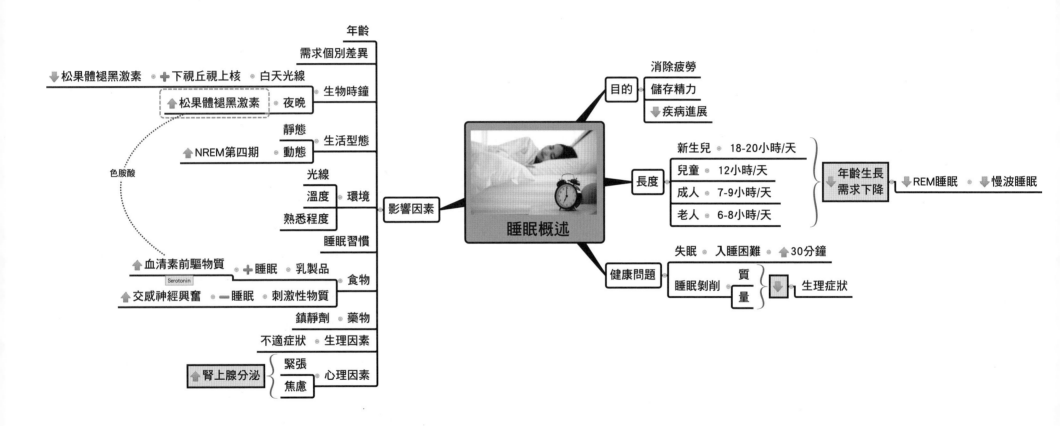

年齡

需求個別差異

⬇松果體褪黑激素 ○ ➕下視丘視上核 ○ 白天光線

⬆松果體褪黑激素 ○ 夜晚 ── 生物時鐘

色胺酸

靜態

⬆NREM第四期 ○ 動態 ── 生活型態

光線

溫度 ── 環境

熟悉程度

睡眠習慣

⬆血清素前驅物質
Serotonin ➕睡眠 ○ 乳製品 ── 食物

⬆交感神經興奮 ○ ──睡眠 ○ 刺激性物質

鎮靜劑 ○ 藥物

不適症狀 ○ 生理因素

⬆腎上腺分泌 { 緊張 / 焦慮 } ○ 心理因素

── 影響因素

睡眠概述

目的 ── 消除疲勞 / 儲存精力 / ⬇疾病進展

長度 ── 新生兒 ○ 18-20小時/天 / 兒童 ○ 12小時/天 / 成人 ○ 7-9小時/天 / 老人 ○ 6-8小時/天 } 年齡生長 ⬇需求下降 ── ⬇REM睡眠 ○ ⬇慢波睡眠

健康問題 ── 失眠 ○ 入睡困難 ○ ⬆30分鐘 / 睡眠剝削 { 質 / 量 } ⬇ ── 生理症狀

▲ 縮寫請見「閱讀指引」

▶▶重點整理 | 9-1 睡眠概述

1. 睡眠剝削病人可能出現之症狀：包括疲倦、煩躁不安、疼痛高度敏感、淡漠。

2. 睡眠的基本概念是**以病人感覺到精神恢復做為評估睡眠品質的指標**。

3. 執行醫囑「絕對臥床休息」時，護理人員對病人的解釋為「你都需躺臥床上，所有的活動如清潔、進食、如廁，都由我協助你在床上完成」。

4. 睡眠評估的內容：包括收集睡眠史，例如平常與目前的睡眠型態、睡前習慣、睡眠環境的布置等資料；了解生活中的壓力事件是否影響睡眠品質；評估過去與目前服用藥物狀況，了解是否影響睡眠情況。

5. 一般而言，年齡與所需睡眠時間的關係是隨年紀增加而減少。

6. 睡眠呼吸中止症 (Sleep Apnea)，常見症狀為白天想睡。

● Memo

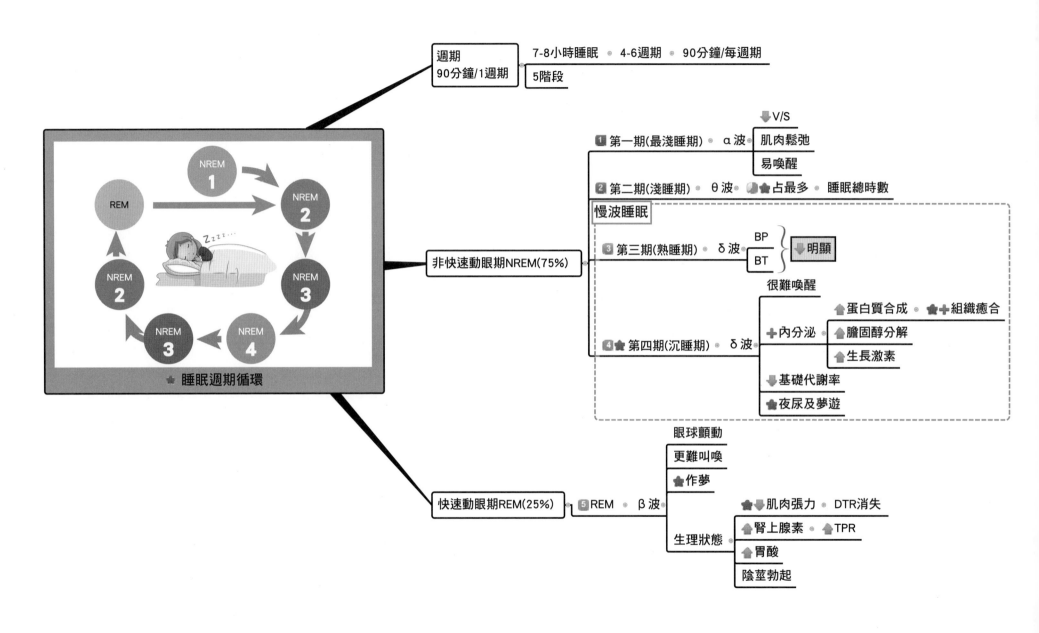

週期
90分鐘/1週期

7-8小時睡眠 ◦ 4-6週期 ◦ 90分鐘/每週期

5階段

❶ 第一期(最淺睡期) ◦ α 波

⬇V/S

肌肉鬆弛

易喚醒

❷ 第二期(淺睡期) ◦ θ 波 ◦ 占最多 ◦ 睡眠總時數

非快速動眼期NREM(75%)

慢波睡眠

❸ 第三期(熟睡期) ◦ δ 波

BP
BT
⬇明顯

很難喚醒

❹ 第四期(沉睡期) ◦ δ 波

⬆蛋白質合成 ◦ ➕組織癒合

➕內分泌 ◦

⬆膽固醇分解

⬆生長激素

⬇基礎代謝率

夜尿及夢遊

REM

NREM 1

NREM 2

NREM 3

NREM 4

NREM 3

NREM 2

睡眠週期循環

快速動眼期REM(25%)

❺ REM ◦ β 波 ◦

眼球顫動

更難叫喚

作夢

生理狀態 ◦

⬇肌肉張力 ◦ DTR消失

⬆腎上腺素 ◦ ⬆TPR

⬆胃酸

陰莖勃起

▲ 縮寫請見「閱讀指引」

重點整理 | **9-2 睡眠週期循環**

1. 一次睡眠週期行進的順序為 NREM Ⅰ → NREM Ⅱ → NREM Ⅲ → NREM Ⅳ → NREM Ⅲ → NREM Ⅱ → REM → NREM Ⅱ。

2. 正常每人每晚平均 7~8 小時的睡眠中，有 4~6 個睡眠週期，每一個週期約有 70~90 分鐘一個完整四階段非快速動眼期。

3. 睡眠生理週期是由非快速動眼期睡眠 (NREM Sleep) 與快速動眼期睡眠 (REM Sleep) 兩者不斷重複組成。

4. 非快速動眼期睡眠 (NREM Sleep)：功能包括修復細胞、促進生長、消除疲勞、基礎代謝率會降低。

5. 快速動眼期睡眠 (REM Sleep)：

   (1) 特性：血壓上升、心輸出量增加、胃酸分泌增加、全身肌肉張力極度降低、體溫及心跳上升、腦電波與清醒時較相似。

   (2) 此期幫助記憶和學習。

   (3) 喝酒對睡眠的影響，會使人很易入睡，但使此期中斷。

6. 藉著腦電波 (EEG)、眼電圖 (Electrooculogram)、肌電圖 (Electromyogram)，可以觀察及記錄睡眠週期。

7. 睡眠障礙：

   (1) 失眠標準的入睡困難，是指上床到入睡時間超過 30 分鐘以上。

   (2) 昏睡是 REM 失調引起的問題；鎮靜劑可增加 NREM 第一期睡眠。

   (3) 褪黑激素異常會影響晝夜睡眠調節。

8. 睡眠週期分期特性

分期	腦波	特性
NREM I	α 波	淺睡、易喚醒
NREM II	θ 波	總睡眠時數比例最高 (40~50%)、容易被叫醒
NREM III	θ/δ 波	熟睡、難被喚醒、生命徵象變慢、呼吸速率及血壓下降、肌肉完全放鬆
NREM IV	δ 波	1. 基礎代謝率下降、血壓下降、生長激素釋放最多，但血糖值改變不大 2. 蛋白質的合成及膽固醇分解會增加 3. 組織修復癒合期。缺乏時，對病人的健康恢復影響最大 4. 尿床及磨牙或夢遊
REM	β 波	1. 生動的夢境且記憶清晰、代謝速率及胃酸與腎上腺素分泌增加、新陳代謝率上升、胃酸分泌量增加 2. 全身肌肉張力極度下降、男性會出現陰莖勃起

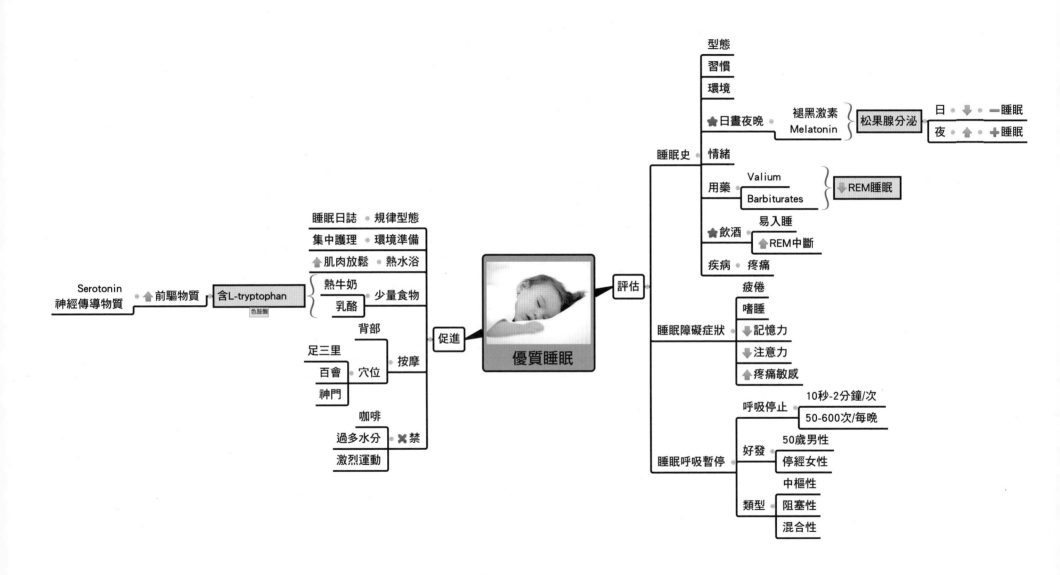

型態

習慣

環境

★日晝夜晚 ● 褐黑激素 Melatonin } 松果腺分泌 日 · ⬇ · ─睡眠 / 夜 · ⬆ · ➕睡眠

睡眠史 ● 情緒

用藥 ● Valium / Barbiturates } ⬇REM睡眠

★飲酒 ● 易入睡 / ⬆REM中斷

疾病 ● 疼痛

Serotonin 神經傳導物質 ⬆前驅物質 ● 含L-tryptophan 色胺酸

睡眠日誌 ● 規律型態

集中護理 ● 環境準備

⬆肌肉放鬆 ● 熱水浴

含L-tryptophan { 熱牛奶 / 乳酪 } ● 少量食物

背部

足三里

百會 ● 穴位

神門

穴位 ● 按摩

按摩 ● 促進

咖啡

過多水分 ● ✖禁

激烈運動

促進 ● 優質睡眠 ➡ 評估

評估 ● 睡眠障礙症狀 ● 疲倦 / 嗜睡 / ⬇記憶力 / ⬇注意力 / ⬆疼痛敏感

睡眠呼吸暫停 ● 呼吸停止 ● 10秒-2分鐘/次 / 50-600次/每晚

好發 ● 50歲男性 / 停經女性

類型 ● 中樞性 / 阻塞性 / 混合性

▶▶重點整理　9-3　優質睡眠

1. 當病人抱怨無法入眠時，護理人員可教導睡前進行肌肉鬆弛運動。

2. 當處理病人睡眠問題時，可建議晚間避免飲用含咖啡因飲料。

3. 睡前喝熱牛奶有助睡眠，其主要原理為**牛奶中含有必需胺基酸的色胺酸** (L-tryptophan)。色胺酸最終會轉化為**褪黑激素** (Melatonin)，促進睡眠。

4. 維護住院病人的睡眠品質方式：

   (1) 護理人員可採集中護理，以減少對病人的片段干擾，可於夜間同時給藥及測量生命徵象。

   (2) 睡前給予背部按摩，或指壓足三里、百會及神門穴位，可促進病人睡眠。

   (3) 鼓勵安排訪客於白天來訪。

   (4) 定期保養護理人員發藥工作車之車輪，以免產生噪音。

   (5) 允許病人所熟悉的物品陪伴在側，可協助入眠。

5. 睡眠呼吸暫停 (Sleep Apnea)：定義為睡眠期間發生呼吸暫停或變淺。

6. 病人睡眠障礙已獲改善：包括病人的睡眠剝削之相關臨床表徵消失；透過睡眠日誌的內容描述，顯示睡眠品質改善，或主訴睡眠問題獲得改善。

● Memo

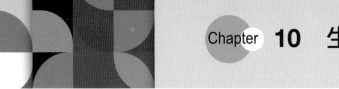
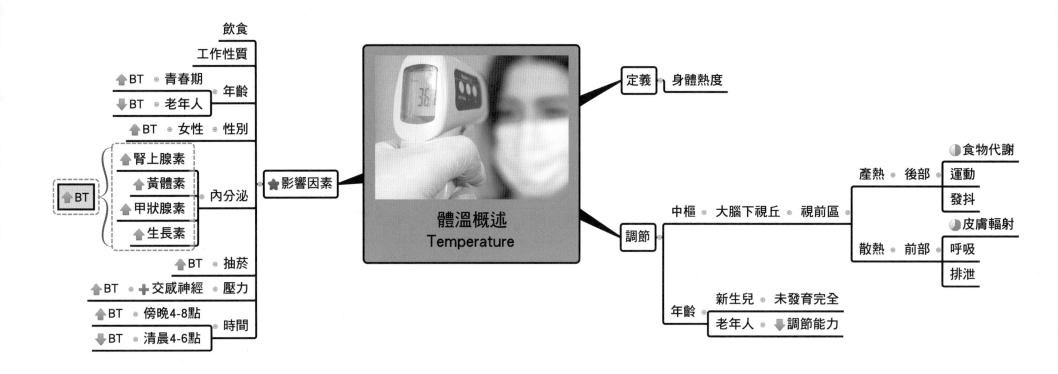

飲食

工作性質

⬆BT ● 青春期

⬇BT ● 老年人 ● 年齡

⬆BT ● 女性 ● 性別

⬆腎上腺素

⬆黃體素

甲狀腺素

⬆生長素

⬆BT

⬆BT ● 抽菸

⬆BT ● ✚交感神經 ● 壓力

⬆BT ● 傍晚4-8點

⬇BT ● 清晨4-6點 ● 時間

● 內分泌

★影響因素

體溫概述
Temperature

定義 ● 身體熱度

調節

中樞 ● 大腦下視丘 ● 視前區

年齡 新生兒 ● 未發育完全

老年人 ● ⬇調節能力

產熱 ● 後部

◐食物代謝

運動

發抖

◐皮膚輻射

散熱 ● 前部

呼吸

排泄

▲ 縮寫請見「閱讀指引」

▶▶重點整理　10-1　體溫概述

1. 體溫調節中樞位於下視丘。

2. 體溫調節反應器包括：血管、汗腺、骨骼肌。

3. 體溫與新陳代謝成正比，**每當體溫升高 1℃ 時，基礎代謝率增加 13%**。

4. 身體溫度最高的部位為肝臟。

5. 天氣炎熱時，人們感受到熱、不舒服、流汗，此流汗現象是受到**下視丘前葉**的作用所產生的反應。

6. 身體部位血流量的多寡會影響體溫的高低。

7. 體溫一天 24 小時會因各項因素影響而有所變化，通常**傍晚（下午 4~7 點）**是一天中體溫最高的時候。

8. 吸菸或活動後、有壓力所測得的體溫容易偏高。

9. 女性排卵時，**黃體激素**濃度上升，體溫隨之升高。**動情激素分泌**增加時，會使體溫**降低**。

10. 新生兒體溫變化較大是因為下視丘發育未成熟，故體溫易受環境影響。

11. 身體產熱最主要的來源為食物的代謝；骨骼肌收縮亦會增加熱的產生。身體產熱的主要部位為肌肉與肝臟。

12. 睡眠、禁食、缺氧狀態會減少身體熱能的產生。

13. 當甲狀腺素、雄性激素、腎上腺素、生長激素分泌增加時，會使體溫上升。長期使用 Morphine 及吸菸後，體溫會偏高。

14. 導致體溫過低之疾病，包括甲狀腺功能不足、巴金森氏症、血糖過低。

15. 登山客因登山迷路，被搜救隊尋獲時有體溫過低的情形，其護理措施包括：給予熱飲或高熱量食物、增加保暖衣物及毛毯、依醫囑給予靜脈注射溫暖的溶液、快速給予身體加溫、預防凍傷的發生。

16. 凍瘡好發於耳垂、鼻尖、手指及腳趾；不可搓揉凍瘡部位，以避免損傷。凍瘡處可浸泡溫水，水溫由 10~15℃ 開始浸泡。

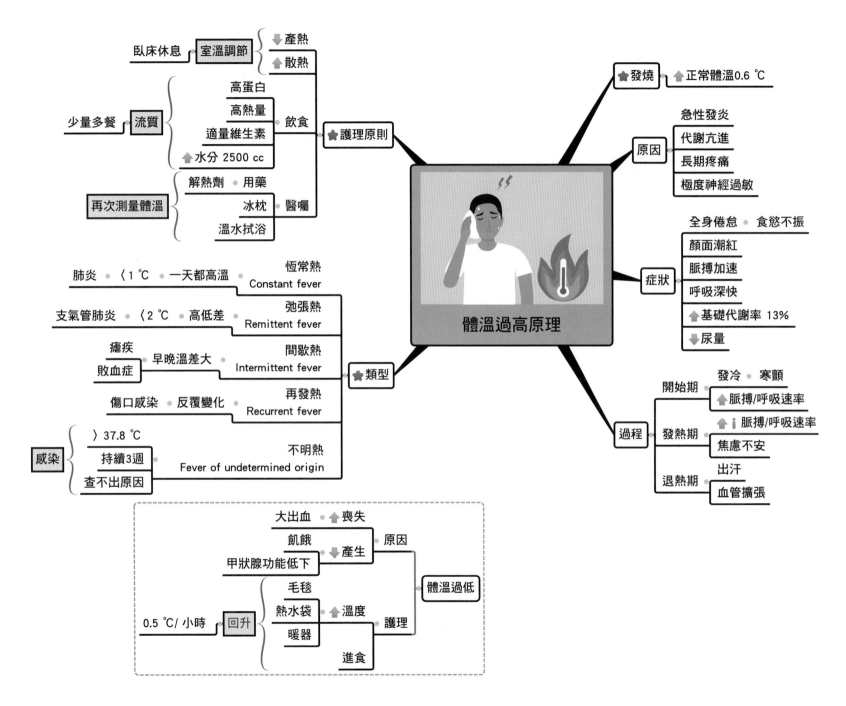

臥床休息 ● 室溫調節 {⬇產熱 ⬆散熱

少量多餐 ● 流質 {高蛋白 / 高熱量 / 適量維生素 / ⬆水分 2500 cc} ● 飲食

再次測量體溫 {解熱劑 ● 用藥 / 冰枕 / 溫水拭浴} ● 醫囑

● 護理原則 ★

⭐發燒 ── ⬆正常體溫0.6 ℃

原因 {急性發炎 / 代謝亢進 / 長期疼痛 / 極度神經過敏}

症狀 {全身倦怠 ● 食慾不振 / 顏面潮紅 / 脈搏加速 / 呼吸深快 / ⬆基礎代謝率 13% / ⬇尿量}

體溫過高原理

肺炎 ●〈1 ℃● 一天都高溫 ── 恆常熱 Constant fever

支氣管肺炎 ●〈2 ℃● 高低差 ── 弛張熱 Remittent fever

瘧疾 / 敗血症 ● 早晚溫差大 ── 間歇熱 Intermittent fever

傷口感染 ● 反覆變化 ── 再發熱 Recurrent fever

感染 {〉37.8 ℃ / 持續3週 / 查不出原因} ── 不明熱 Fever of undetermined origin

● 類型 ★

過程 {開始期 / 發熱期 / 退熱期}

開始期 {發冷 ● 寒顫 / ⬆脈搏/呼吸速率}

發熱期 {⬆脈搏/呼吸速率 / 焦慮不安}

退熱期 {出汗 / 血管擴張}

大出血 ● ⬆喪失 / 飢餓 ● ⬇產生 / 甲狀腺功能低下 ── 原因

體溫過低

0.5 ℃/ 小時 ● 回升 {毛毯 / 熱水袋 / 暖器} ● ⬆溫度 / 進食 ── 護理

▶▶ 重點整理 | 10-2 體溫過高原理

1. 病人因長期處於高溫、高溼度的環境中，出現臉色蒼白、虛弱、溼冷、血壓降低、脈搏快且弱、肌肉痙攣等症狀，護理措施包括：緊急將病人移向陰涼通風處、協助鬆脫緊身衣物、提供鹽水飲用。

2. 身體散熱的主要途徑為「皮膚」。發燒起始期的徵象及症狀為顫抖。病人主訴好冷，蓋被後仍不斷的發抖、寒顫，呼吸快且深，皮膚發紺，則正處於發燒過程的發作期。

3. 發燒過程的發熱期 (Stadium or Fastigium Period) 可能出現的症狀及徵象，有脈率增加、呼吸變快、焦慮不安。

4. 發燒病人之飲食衛教，建議攝取**高蛋白、高維生素、少量多餐、流質或半流質**。

5. 發燒時，身體可藉由降低環境溫度、伸展身體的方式，增加輻射散熱。

6. 當病人發燒體溫達 40℃的護理措施，可協助執行口腔清潔或依醫囑給與退燒劑。必要時，減少訪客探視。

7. 手術後第二天、新生兒、病危等情況，必須每 4 小時量一次體溫。

8. 發燒類型：

   (1) 恆常熱：一整天體溫在高溫之上，早晚溫差通常不超過 1℃。

   (2) 弛張熱：一整天體溫在高溫之上，但早晚溫差超過 1~2℃。

   (3) 間歇熱：一整天體溫變化最大，會降至正常或以下，溫差超過 2℃，例如痢疾。

   (4) 回歸熱：體溫不規則變化，發燒－恢復正常－發燒。

9. 肺炎病人因發燒入院治療，體溫均高於 38.8℃，24 小時的體溫變化幅度不超過 1℃，此發燒類型為**恆常熱** (Constant Fever)。

10. 不明熱 (Fever of Undetermined Origin; FUO) 常見原因為**感染**。

11. 瘧疾或敗血症之病人，其發燒型態是屬於**間歇熱**。

12. 當病人 24 小時內體溫均維持在 38℃以上，且高低溫度波動範圍很大（至少大於 1℃以上），是屬於**弛張熱** (Remittent Fever)。

13. 病人接受膽囊切除手術治療，術後三天，體溫高高低低，有時正常有時發燒，此發燒類型為**回歸熱** (Relapsing Fever or Recurrent Fever)。

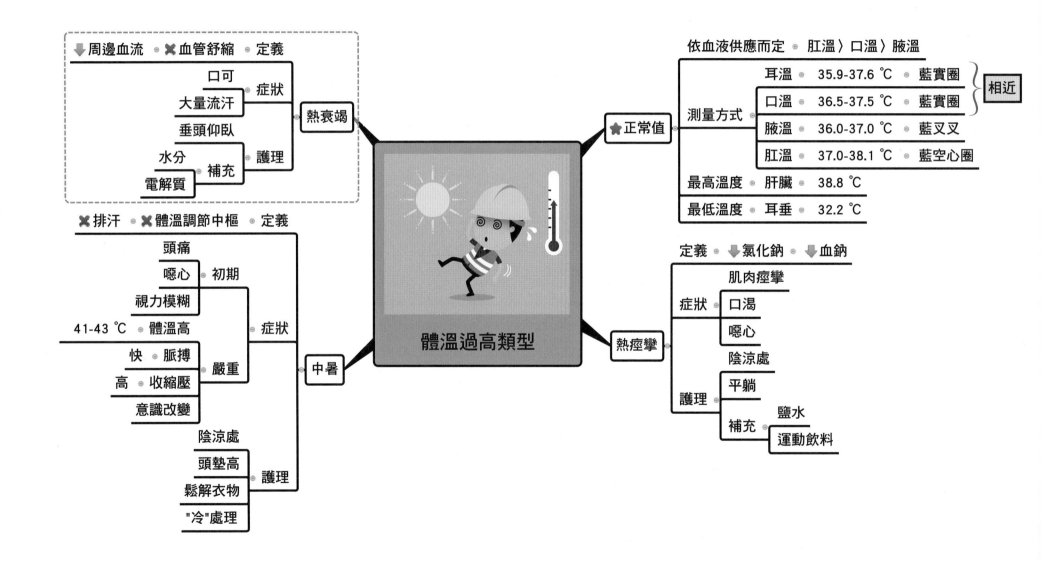

⬇周邊血流 ✖血管舒縮 ● 定義

熱衰竭
- 症狀：口可 / 大量流汗 / 垂頭仰臥
- 護理：補充水分、電解質

✖排汗 ● ✖體溫調節中樞 ● 定義

中暑
- 症狀
  - 初期：頭痛 / 噁心 / 視力模糊
  - 嚴重：41-43 ℃ ● 體溫高 / 快 ● 脈搏 / 高 ● 收縮壓 / 意識改變
- 護理：陰涼處 / 頭墊高 / 鬆解衣物 / "冷"處理

體溫過高類型

★ 正常值
- 依血液供應而定 ● 肛溫 〉口溫 〉腋溫
- 測量方式

測量方式	溫度範圍	
耳溫	35.9-37.6 ℃ ● 藍實圈	相近
口溫	36.5-37.5 ℃ ● 藍實圈	相近
腋溫	36.0-37.0 ℃ ● 藍叉叉	
肛溫	37.0-38.1 ℃ ● 藍空心圈	

- 最高溫度 ● 肝臟 ● 38.8 ℃
- 最低溫度 ● 耳垂 ● 32.2 ℃

定義 ● ⬇氯化鈉 ● ⬇血鈉

熱痙攣
- 症狀：肌肉痙攣 / 口渴 / 噁心
- 護理
  - 陰涼處 / 平躺
  - 補充：鹽水 / 運動飲料

▶▶重點整理　10-3　體溫過高類型

1. 不同體溫測量法所測得的體溫,由**高至低排列順序為:肛溫>口溫>腋溫**。

2. 如果病人在測量口溫時,不慎將口溫計咬斷吞入水銀,其緊急處理措施為立即通知醫師、給予大量牛奶飲用、給予生蛋白服用。

3. 熱衰竭:

   (1) 病人常會出現臉色蒼白、皮膚溼冷、血壓降低、脈搏快且弱,但**體溫可能接近正常。**

   (2) 處理方式:讓病人躺下,採**垂頭仰臥式**的姿勢;協助病人補充體液及電解質;解除身體壓迫物及鬆脫衣物。

4. 熱痙攣:因身體劇烈運動後大量流汗,導致體內體液與氯化鈉喪失過多所致。

5. 中暑:

   (1) 因長期處於高溫的環境下,使身體的體溫調節中樞失去功能,無法順利排汗散熱所致。

   (2) 病人常會出現頭痛、噁心、意識混亂、皮膚潮紅且乾燥,測量體溫為 41℃。

   (3) 處理方式:宜先將病人移至低溫、通風及乾燥的環境中,並協助病人採**平躺、頭部稍微墊高姿勢**。

● Memo

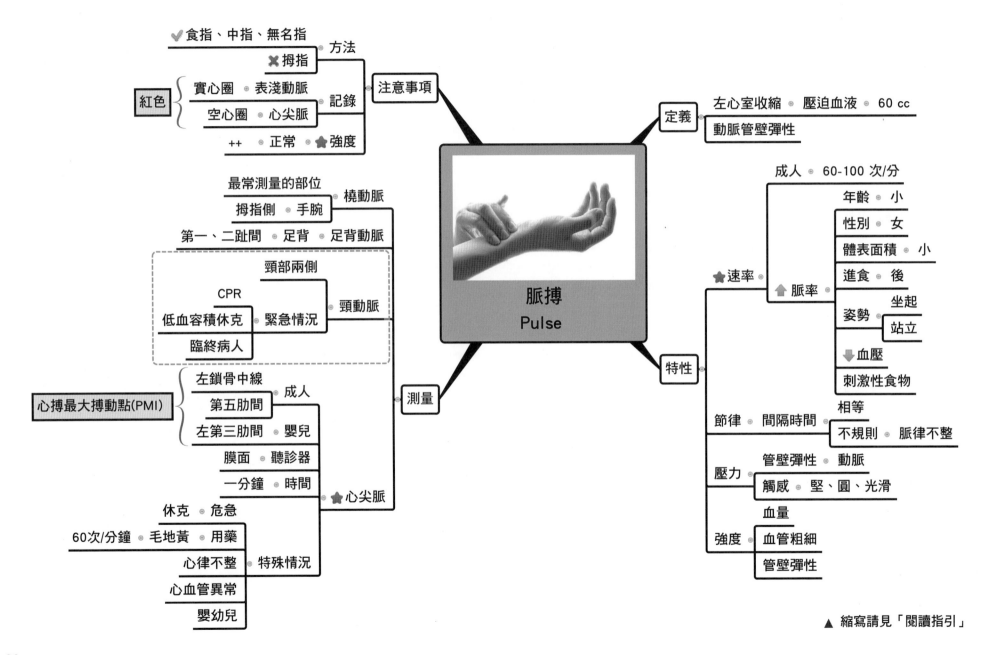

脈搏
Pulse

注意事項
- 方法
  - ✔食指、中指、無名指
  - ✖拇指
- 記錄
  - 紅色
    - 實心圈 ● 表淺動脈
    - 空心圈 ● 心尖脈
- 強度 ★
  - ++ ● 正常

定義
- 左心室收縮 ● 壓迫血液 ● 60 cc
- 動脈管壁彈性

測量
- 橈動脈
  - 最常測量的部位
  - 拇指側 ● 手腕
- 足背動脈 ● 足背 ● 第一、二趾間
- 頸動脈
  - 頸部兩側
  - 緊急情況
    - CPR
    - 低血容積休克
    - 臨終病人
- 心尖脈 ★
  - 心搏最大搏動點(PMI)
    - 左鎖骨中線
    - 第五肋間 ● 成人
    - 左第三肋間 ● 嬰兒
  - 膜面 ● 聽診器
  - 一分鐘 ● 時間
  - 特殊情況
    - 休克 ● 危急
    - 60次/分鐘 ● 毛地黃 ● 用藥
    - 心律不整
    - 心血管異常
    - 嬰幼兒

特性
- 速率 ★
  - 成人 ● 60-100 次/分
  - 脈率 ⬆
    - 年齡 ● 小
    - 性別 ● 女
    - 體表面積 ● 小
    - 進食 ● 後
    - 姿勢
      - 坐起
      - 站立
    - ⬇血壓
    - 刺激性食物
- 節律 ● 間隔時間
  - 相等
  - 不規則 ● 脈律不整
- 壓力
  - 管壁彈性 ● 動脈
  - 觸感 ● 堅、圓、光滑
- 強度
  - 血量
  - 血管粗細
  - 管壁彈性

▲ 縮寫請見「閱讀指引」

▶▶重點整理 10-4 脈 搏

1. 病人若服用 Digitalis 治療時應特別注意脈搏速率。

2. 橈動脈：

   (1) 成人測量的部位通常會選擇橈動脈；測量前應先確定病人在 20~30 分鐘內無運動、洗澡、進食等。

   (2) 測量時應注意脈搏的規則性及強弱。

3. 頸動脈：

   (1) 執行心肺復甦術 (CPR) 急救時，最佳測量脈搏的部位是**頸動脈**。

   (2) 評估休克者、循環較差者及臨終者，最佳測量脈搏的部位是**頸動脈**。

4. 心尖脈：

   (1) 嬰幼兒測量脈搏之最佳位置為**心尖脈**。

   (2) 成人心尖脈位置在**左鎖骨中線與第五肋間交會處**。

   (3) 嬰幼兒心尖脈位**於第三肋間，距胸骨左側 1 吋處**。

   (4) 以聽診器**膜面**聽診心尖脈。

5. 股動脈穿刺血管攝影檢查後，評估下肢血液循環時，應測量足背動脈的脈搏。

6. **女性比男性脈率稍快。**

7. **平躺時脈率低於站立時。**

8. 嚴重且無法緩和的疼痛，脈率會**變慢**。

9. 吸菸或喝濃茶會使脈率加快。

● Memo

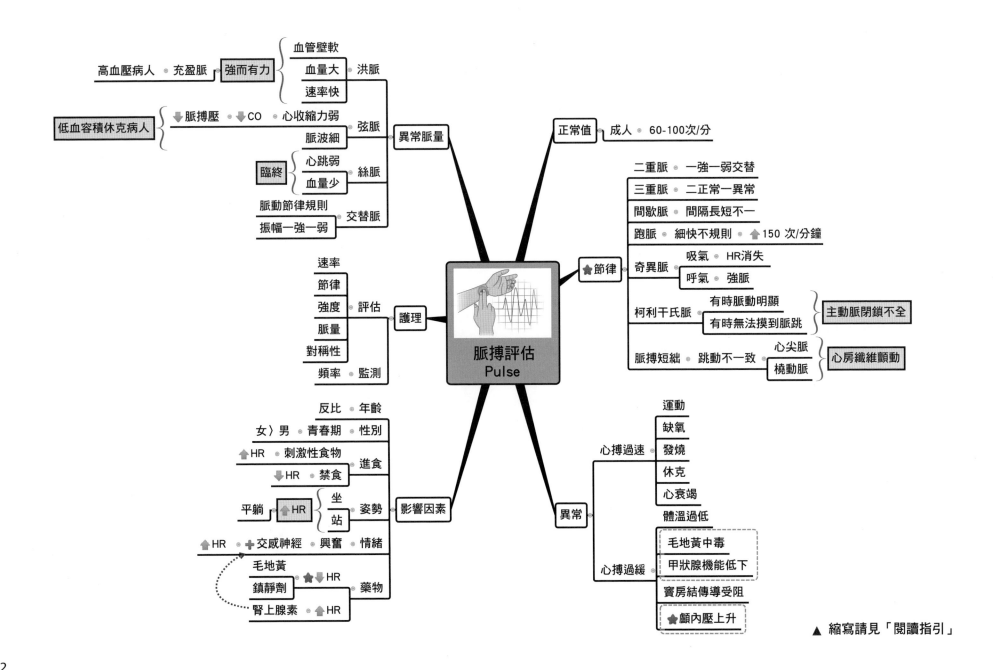

高血壓病人 ○ 充盈脈 ○ 強而有力

血管壁軟

血量大 ○ 洪脈

速率快

低血容積休克病人 ⬇脈搏壓 ○ ⬇CO ○ 心收縮力弱

脈波細 ○ 弦脈

臨終 心跳弱 ○ 絲脈

血量少

脈動節律規則

振幅一強一弱 ○ 交替脈

異常脈量

正常值 ○ 成人 ○ 60-100次/分

二重脈 ○ 一強一弱交替

三重脈 ○ 二正常一異常

間歇脈 ○ 間隔長短不一

跑脈 ○ 細快不規則 ○ ⬆150 次/分鐘

奇異脈 吸氣 ○ HR消失

呼氣 ○ 強脈

柯利干氏脈 有時脈動明顯

有時無法摸到脈跳 ○ 主動脈閉鎖不全

脈搏短絀 ○ 跳動不一致 心尖脈

橈動脈 ○ 心房纖維顫動

★節律

速率

節律

強度 ○ 評估

脈量

對稱性

頻率 ○ 監測

護理

脈搏評估
Pulse

反比 ○ 年齡

女〉男 ○ 青春期 ○ 性別

⬆HR ○ 刺激性食物 ○ 進食

⬇HR ○ 禁食

平躺 ○ ⬆HR 坐

站 ○ 姿勢

⬆HR ○ ➕交感神經 ○ 興奮 ○ 情緒

毛地黃

鎮靜劑 ○ ★⬇HR

腎上腺素 ○ ⬆HR ○ 藥物

影響因素

異常

心搏過速 運動

缺氧

發燒

休克

心衰竭

體溫過低

心搏過緩 毛地黃中毒

甲狀腺機能低下

竇房結傳導受阻

★顱內壓上升

▶▶ 重點整理 | **10-5 脈搏評估**

※ 脈律 (Pulse Rhythm)

1. 脈率 (Pulse Rate) 與呼吸的比例為 4:1。脈搏次數與心輸出量相關。

2. 脈壓 (Pulse Pressure)：動脈管壁彈性狀況造成脈壓不同；脈律 (Pulse Rhythm) 是指心跳之間的間隔；脈搏強度是心臟收縮時血流衝擊在血管壁上的力量大小。

3. 測量脈搏時，發現在吸氣時脈量減弱，呼氣時脈搏增強，此類脈搏稱為奇異脈 (Paradoxical Pulse)。

4. 脈搏短絀 (Pulse Deficit)：

   (1) 由於心臟傳導功能失效，導致**心尖脈與橈動脈跳動不一致**。心尖脈與橈動脈跳動次數的差距稱為「脈搏差」。

   (2) 心房纖維顫動 (Atrial Fibrillation) 的病人容易出現。

   (3) 出現此脈象時，護理人員必須同時測量病人的橈動脈及心尖脈。

5. **甲狀腺機能低下、顱內壓升高、體力衰竭、血壓上升、體溫過低、Digoxin 中毒的病人，容易出現心搏過慢 (Bradycardia)。**

6. 發燒、缺氧時，病人脈搏速率會增快。

※ 脈量 (Pulse Volume)

1. 測量病人脈搏時，發現其脈搏細快、不規則，因有時快至無法正確測量，連續兩次測量各為 152 次／分、160 次／分，此可能為**跑脈**。

2. 高血壓病史多年的病人，其脈搏可能會出現搏動明顯、血管硬化、**洪脈**。

3. 臨終病人會出現**絲脈**的脈象。

4. 因為心收縮力減弱，使心搏出量減少，造成脈搏壓下降，此時所觸摸到的脈搏為**弦脈**。

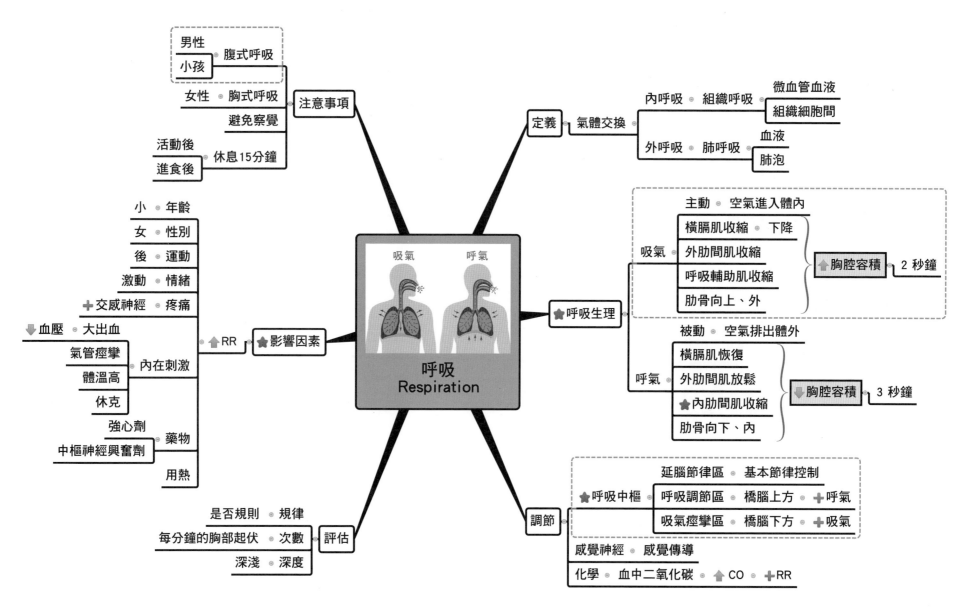

男性
　　　◦ 腹式呼吸
小孩

女性 ◦ 胸式呼吸
避免察覺　　　　　◦ 注意事項

活動後
　　　◦ 休息15分鐘
進食後

小 ◦ 年齡
女 ◦ 性別
後 ◦ 運動
激動 ◦ 情緒
✚ 交感神經 ◦ 疼痛
⬇血壓 ◦ 大出血
氣管痙攣
體溫高　　　◦ 內在刺激
休克
強心劑
　　　◦ 藥物
中樞神經興奮劑
用熱

⬆RR ◦ ★ 影響因素

是否規則 ◦ 規律
每分鐘的胸部起伏 ◦ 次數　　◦ 評估
深淺 ◦ 深度

呼吸
Respiration

吸氣　　呼氣

定義 ◦ 氣體交換

內呼吸 ◦ 組織呼吸　微血管血液
　　　　　　　　　　　組織細胞間

外呼吸 ◦ 肺呼吸 ◦ 血液
　　　　　　　　　　肺泡

★ 呼吸生理

主動 ◦ 空氣進入體內
橫膈肌收縮 ◦ 下降
外肋間肌收縮
呼吸輔助肌收縮　　　⬆胸腔容積 ◦ 2 秒鐘
肋骨向上、外
吸氣

被動 ◦ 空氣排出體外
橫膈肌恢復
外肋間肌放鬆
★ 內肋間肌收縮　　　⬇胸腔容積 ◦ 3 秒鐘
肋骨向下、內
呼氣

調節

★ 呼吸中樞
延腦節律區 ◦ 基本節律控制
呼吸調節區 ◦ 橋腦上方 ◦ ✚呼氣
吸氣痙攣區 ◦ 橋腦下方 ◦ ✚吸氣

感覺神經 ◦ 感覺傳導
化學 ◦ 血中二氧化碳 ◦ ⬆CO ◦ ✚RR

▲ 縮寫請見「閱讀指引」

▶▶重點整理　10-6　呼 吸

1. 呼吸調節區，位於橋腦上方，傳遞衝動抑制吸氣。當血碳酸過高時，會增加呼吸的深度及速率。

2. 呼吸中樞的化學接受器對血液中**二氧化碳**的成分最敏感。血液中的二氧化碳含量增加、氧氣含量降低，會刺激呼吸的運動。

3. 呼吸時，**吸氣動作是橫膈肌收縮下降，外肋間肌收縮**。呼氣時，內肋間肌收縮。

4. 呼氣時，第 1 秒時呼出的氣體最多。

5. 正常呼吸潮氣容積約 500~700 c.c.。

6. 呼吸速率：成人約 12~20 次／分；學齡前的兒童約 20~30 次／分。

7. **吸氣與呼氣的比率約 2:3；呼吸與脈搏的比例約 1:4。**

8. 當病人**延腦之節律區**受傷時，其呼吸之節律週期會受到影響。

9. 呼吸速率變快的情形：

    (1) 年齡越小，呼吸速率越快。

    (2) 女性呼吸速率比男性稍快。

    (3) 海拔越高的山上，呼吸速率越快。

    (4) 吸菸會使呼吸速率加快。

    (5) 孕產婦第二產程時呼吸速率增快的可能原因為：產痛、害怕、焦慮或全身用力。

10. 血壓突然上升時，呼吸速率變慢。

● Memo

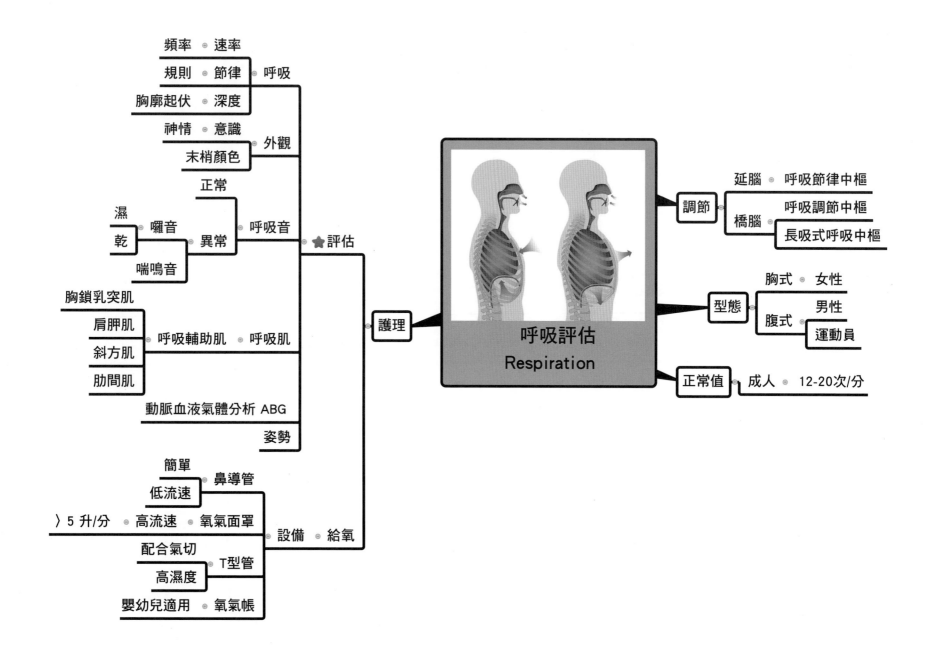

頻率 ◦ 速率

規則 ◦ 節律 ◦ 呼吸

胸廓起伏 ◦ 深度

神情 ◦ 意識 ◦ 外觀

末梢顏色

正常

濕
乾 ◦ 囉音 ◦ 異常 ◦ 呼吸音 ◦ ★ 評估

喘鳴音

胸鎖乳突肌

肩胛肌 ◦ 呼吸輔助肌 ◦ 呼吸肌

斜方肌

肋間肌

動脈血液氣體分析 ABG

姿勢

護理

呼吸評估
Respiration

延腦 ◦ 呼吸節律中樞 ◦ 調節

橋腦 ◦ 呼吸調節中樞

長吸式呼吸中樞

胸式 ◦ 女性 ◦ 型態

腹式 ◦ 男性

運動員

正常值 ◦ 成人 ◦ 12-20次/分

簡單 ◦ 鼻導管

低流速

〉5 升/分 ◦ 高流速 ◦ 氧氣面罩 ◦ 設備 ◦ 給氧

配合氣切

高濕度 ◦ T型管

嬰幼兒適用 ◦ 氧氣帳

▶▶ 重點整理 | 10-7 呼吸評估

1. 測量呼吸速率：

   (1) 成人：當呼吸規律時，可測量 30 秒，再將所得數值乘以 2；若病人剛活動返室，應讓其**休息 15~30 分鐘**後再測量。

   (2) 嬰幼兒：在測量嬰幼兒體溫前，應觀察其呼吸狀態；嬰幼兒的呼吸次數因缺乏規則性，應測滿 1 分鐘。

2. 評估病人呼吸的功能時，可聽診病人的呼吸聲音；觀察病人是否運用呼吸輔助肌協助呼吸；呼吸時，觸診病人左右兩側胸廓移動是否對稱。

3. 呼吸速率變快的情形：

   (1) 發燒的病人呼吸速率會加快。

   (2) 劇烈運動後，呼吸會發生「呼吸變深而快」的反應。

   (3) **糖尿病酮酸中毒、缺氧、發燒病人會出現換氣過度 (Hyperventilation) 的呼吸型態**，其節律規則，但呼吸深度及速率會增加。

4. 呼吸速率變慢的情形：

   (1) **注射 Morphine 會使呼吸速率變慢。**

   (2) **腦壓上升之病人會出現呼吸速率減慢。**

   (3) 當病人體溫低於 35℃時，呼吸速率會變慢。

5. 當病人呼吸困難時，會運用呼吸輔助肌協助呼吸，其輔助肌有肋間肌、斜方肌及胸鎖乳突肌。

6. 阻塞性呼吸疾病的呼吸特性為**呼氣時間延長**。

● Memo

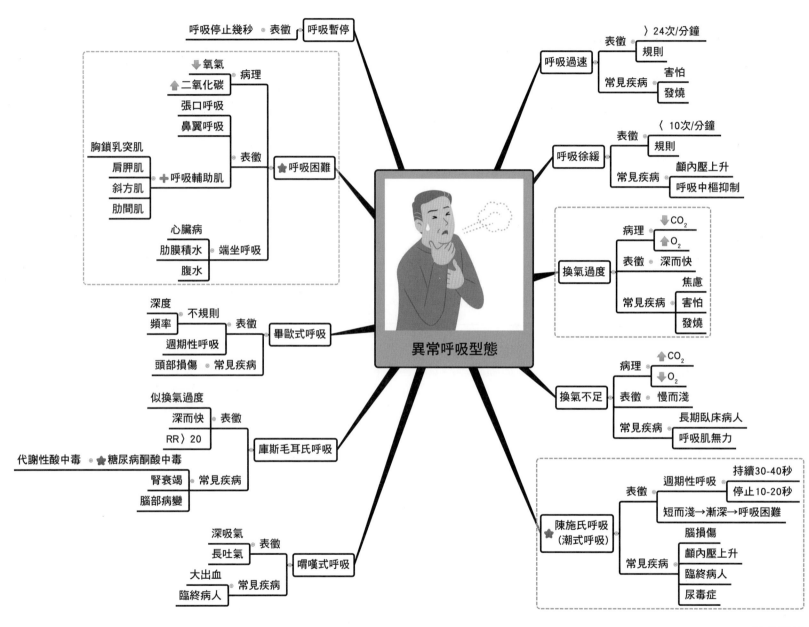

呼吸停止幾秒 • 表徵 — 呼吸暫停

↓氧氣
↑二氧化碳 — 病理
張口呼吸
鼻翼呼吸
胸鎖乳突肌
肩胛肌
斜方肌 — ✚呼吸輔助肌 — 表徵 — ★呼吸困難
肋間肌
心臟病
肋膜積水 — 端坐呼吸
腹水

深度
頻率 — 不規則 — 表徵
週期性呼吸 — 畢歐式呼吸
頭部損傷 • 常見疾病

似換氣過度
深而快 — 表徵
RR〉20
代謝性酸中毒 • ★糖尿病酮酸中毒 — 庫斯毛耳氏呼吸
腎衰竭 — 常見疾病
腦部病變

深吸氣 — 表徵
長吐氣
大出血 • 常見疾病 — 喟嘆式呼吸
臨終病人

異常呼吸型態

呼吸過速 — 表徵 — 〉24次/分鐘
規則
常見疾病 — 害怕
發燒

呼吸徐緩 — 表徵 — 〈 10次/分鐘
規則
常見疾病 — 顱內壓上升
呼吸中樞抑制

換氣過度 — 病理 — ↓CO_2
↑O_2
表徵 • 深而快
常見疾病 — 焦慮
害怕
發燒

換氣不足 — 病理 — ↑CO_2
↓O_2
表徵 • 慢而淺
常見疾病 — 長期臥床病人
呼吸肌無力

陳施氏呼吸 (潮式呼吸) — 表徵 — 週期性呼吸 — 持續30-40秒
停止10-20秒
短而淺→漸深→呼吸困難
腦損傷
常見疾病 — 顱內壓上升
臨終病人
尿毒症

▲ 縮寫請見「閱讀指引」

▶▶ 重點整理 | **10-8 異常呼吸型態**

1. **常見異常呼吸型態的特性及臨床案例**

異常呼吸型態	特性	臨床案例
端坐呼吸 (Orthopnea)	呼吸困難以致採坐姿擺位	肝硬化腹水、心臟病
換氣過度 (Hyperventilation)	深而快的呼吸現象、動脈氧分壓下降、動脈二氧化碳分壓上升；易導致呼吸性鹼中毒	發燒、害怕、焦慮、運動
庫斯毛耳氏呼吸 (Kussmaul's Respiration)	呼吸速率快而深、節律規則	糖尿病酮酸中毒、代謝性酸中毒
畢歐式呼吸 (Biot's Respiration)	呼吸速率及節律皆不規則、週期性呼吸，又稱痙攣性呼吸失調	延腦損傷病人、頭部外傷
陳施氏呼吸 (Cheyne-Stokes Respiration)	一種週期性的呼吸；一次呼吸約持續 30~40 秒；呼吸週期間會出現呼吸短而淺，之後漸進式增加呼吸速率及深度，直至呼吸困難停止	瀕死、腦膜炎病人、尿毒症、心衰竭
喟嘆式呼吸 (Sighing Respiration)	深吸氣後長長吐氣	大出血、臨終病人

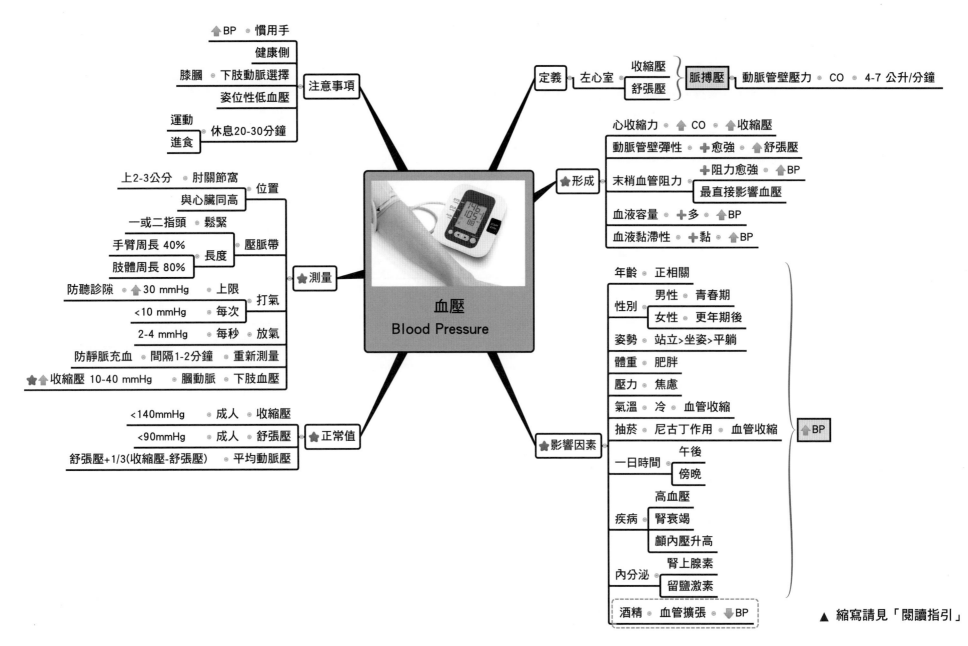

血壓
Blood Pressure

定義 ─ 左心室 ─ 收縮壓 / 舒張壓 ─ [脈搏壓] ─ 動脈管壁壓力 ● CO ● 4-7 公升/分鐘

注意事項
- ⬆BP ● 慣用手
- 健康側
- 膕膕 ● 下肢動脈選擇
- 姿位性低血壓
- 運動 / 進食 ● 休息20-30分鐘

★形成
- 心收縮力 ● ⬆CO ● ⬆收縮壓
- 動脈管壁彈性 ● ✚愈強 ● ⬆舒張壓
- 末梢血管阻力 ● ✚阻力愈強 ● ⬆BP ● 最直接影響血壓
- 血液容量 ● ✚多 ● ⬆BP
- 血液黏滯性 ● ✚黏 ● ⬆BP

★測量
- 位置
  - 上2-3公分 ● 肘關節窩
  - 與心臟同高
- 壓脈帶
  - 一或二指頭 ● 鬆緊
  - 長度
    - 手臂周長 40%
    - 肢體周長 80%
- 打氣
  - 上限 ● 防聽診隙 ● ⬆30 mmHg
  - 每次 ● <10 mmHg
- 放氣 ● 每秒 ● 2-4 mmHg
- 重新測量 ● 間隔1-2分鐘 ● 防靜脈充血
- ★⬆收縮壓 10-40 mmHg ● 膕動脈 ● 下肢血壓

★正常值
- 收縮壓 ● 成人 ● <140mmHg
- 舒張壓 ● 成人 ● <90mmHg
- 平均動脈壓 ● 舒張壓+1/3(收縮壓-舒張壓)

★影響因素
- 年齡 ● 正相關
- 性別
  - 男性 ● 青春期
  - 女性 ● 更年期後
- 姿勢 ● 站立>坐姿>平躺
- 體重 ● 肥胖
- 壓力 ● 焦慮
- 氣溫 ● 冷 ● 血管收縮
- 抽菸 ● 尼古丁作用 ● 血管收縮
- 一日時間
  - 午後
  - 傍晚
- 疾病
  - 高血壓
  - 腎衰竭
  - 顱內壓升高
- 內分泌
  - 腎上腺素
  - 留鹽激素
- ⬆BP
- 酒精 ● 血管擴張 ● ⬇BP

▲ 縮寫請見「閱讀指引」

重點整理 10-9 血 壓

1. **收縮壓為左心室對血管壁所造成的壓力。**

2. 壓脈帶太窄、受測肢體低於心臟、壓脈帶包裹太鬆、放氣速度太慢之測量步驟,可能會造成**血壓假性偏高**

3. 壓脈帶太寬、受測肢體高於心臟、壓脈帶包裹太緊、測量者視線高於水銀柱,易引起**血壓假性偏低。**

4. 測量血壓的注意事項:

   (1) 壓脈帶會影響到血壓之測量,**壓脈帶內氣囊之正確寬度應為測量肢體圓周的 40%。**

   (2) **打氣每次約 10 mmHg**,持續充氣、打氣至脈搏消失後,再打 30 mmHg。

   (3) 放氣的速度,**一次不超過 2~4 mmHg**。若壓脈帶放氣太快,容易發生收縮壓假性偏低、舒張壓假性偏高。

   (4) **重複測量時需暫停 1~2 分鐘後再測。**

   (5) 以手臂測量血壓時,應於每天在同一時刻、同一手臂及同一姿勢所測得的血壓較準確。

   (6) 測量血壓若聽不清楚時,可先抬高病人的手臂再放下重新測量。

   (7) 測量血壓時,需請病人勿談話及移動測量的肢體。

5. **柯氏 (Korotkoff) 提出,測量血壓時,動脈血液流通的過程會聽到一連串聲音,稱為「柯氏音」,共分成五期,收縮壓為第一期;嬰兒及小孩的舒張壓為第四期;青年及成年人的舒張壓為第五期,亦為聽不到聲音時為第二舒張壓。**

6. 聽診間隙 (Auscultatory Gap):

   (1) 測量血壓時,聽診間隙出現於**柯氏音 (Korotkoff's Sounds) 分期之第一與二期間。**

   (2) 高血壓的病人易出現聽診間隙。

   (3) 為預防測量血壓之聽診間隙,宜先觸診橈動脈脈搏,充氣至橈動脈消失後,再往上充氣 30 mmHg,之後再開始放氣。

7. 脈搏壓 (Pulse Pressure):

   (1) **脈搏壓可以顯示動脈管壁的張力及心搏出量。**

   (2) **脈搏壓是收縮壓減去舒張壓**。當病人血壓值為 146/88 mmHg 時,其脈搏壓為 58 mmHg。

8. 測量血壓部位:

   (1) 乳癌病人接受右側乳房切除後,為其測量血壓時應選擇左手測量。

   (2) 測量血壓時,靜脈輸注側的手臂,盡量避免施行血壓測量。

   (3) 病人的右手因腕隧道症候群而入院開刀,左手接受靜脈注射治療,測量其血壓的部位為下肢膝膕動脈。

   (4) 成人的大腿血壓測量方式:一般下肢血壓會比上肢高 20~40 mmHg;聽診器應置於膝膕動脈上。

   (5) 不建議測量血壓的肢體:腋下淋巴摘除手術的患側上肢;靜脈注射之手臂;偏癱的患側。

9. 影響血壓因素:

   (1) 紅血球量增加(血壓上升);血量多寡與血壓值成正比(當心輸出量增加時,血壓隨之上升);小動脈收縮的阻力是影響血壓的直接因素。

   (2) **血壓值的高低順序:站立>坐姿>平躺。**

10. 血壓低的情形：

    (1)　早晨起床的血壓較傍晚低。

    (2)　飲酒過多會導致血壓下降。

    (3)　年齡越小血壓越低。

11. 血壓高的情形：

    (1)　運動時會使血壓上升。

    (2)　吸菸易使血壓上升。

12. **膕動脈與肱動脈舒張壓相近。**

13. **高血壓病人服用動情素**，要特別注意**血壓上升**的變化。

14. 測量病人雙手血壓時，若**出現雙手之舒張壓相差 10 mmHg 以上，則顯示可能有主動脈狹窄。**

15. 決定血壓中舒張壓變動的主要因素為「周邊血管阻力」。

※ 生命徵象綜合

1. 在為**幼童測量生命徵象**時，為求正確，最佳之測量順序：**呼吸 → 脈搏 → 體溫。**

2. 頭部外傷病人腦壓有增加的情形，會出現呼吸變慢、脈搏變慢或出現陳施氏呼吸、血壓升高，此時應立即通知醫師處理。

3. 當病人出現嚴重出血導致休克現象時，會出現體溫下降、脈搏變快、呼吸變快、血壓降低。

4. 吸菸會造成血壓上升、體溫偏高、呼吸速率增加。

5. 女性的體溫較高、脈率較高、呼吸速率較快。

6. 使用鎮靜劑，會使呼吸速率下降、血壓下降。

● Memo

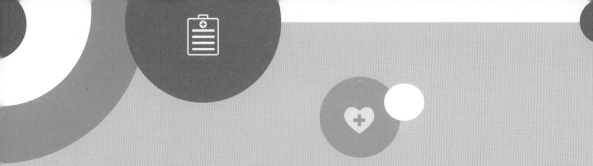

Memo

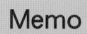

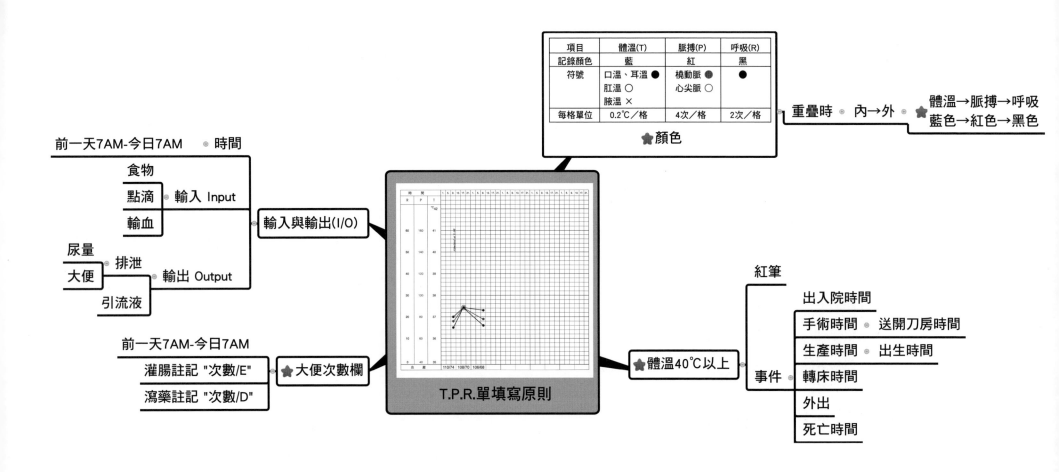

項目	體溫(T)	脈搏(P)	呼吸(R)
記錄顏色	藍	紅	黑
符號	口溫、耳溫 ● 肛溫 ○ 腋溫 ×	橈動脈 ● 心尖脈 ○	●
每格單位	0.2℃／格	4次／格	2次／格

★顏色

重疊時 • 內→外 • ★ 體溫→脈搏→呼吸
 藍色→紅色→黑色

前一天7AM-今日7AM • 時間

食物
 點滴 • 輸入 Input
 輸血

輸入與輸出(I/O)

尿量
 大便 • 排泄 • 輸出 Output
 引流液

前一天7AM-今日7AM

灌腸註記 "次數/E"
 瀉藥註記 "次數/D" • ★大便次數欄

T.P.R.單填寫原則

★體溫40℃以上

紅筆

出入院時間
 手術時間 • 送開刀房時間
 生產時間 • 出生時間
 事件 • 轉床時間
 外出
 死亡時間

▶▶重點整理 | **10-10 T.P.R. 單填寫原則**

1. 患童出生滿八個月,其心尖脈之脈搏在體溫表上的記錄應為:紅色空圈及心跳次數。

2. 不同符號的體溫數據不可做連線。

3. 出入院時間、死亡時間、手術時間等,可用紅筆記在體溫記錄單40℃以上的欄位記錄。

4. 在生命徵象記錄表中出現「2/E」是代表:病人灌腸後解便 2 次。

5. 體溫表記錄時,若體溫、脈搏、呼吸有重疊於某一點時,應依**體溫 → 脈搏 → 呼吸**之順序,由內而外圈填。

6. **發燒病人經治療活動介入後測量的體溫,應該與之前的體溫以紅色虛線相連接。**

7. 溫水拭浴後半小時,給予測量體溫,在體溫單上正確之記錄為:於**同一時間之體溫欄內,在該度數以紅色空心圓並以紅色虛線與原來體溫相連結。**

● Memo

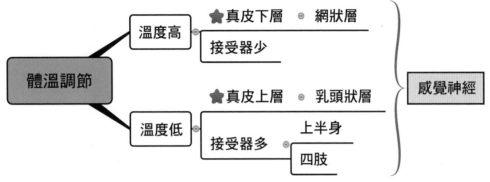

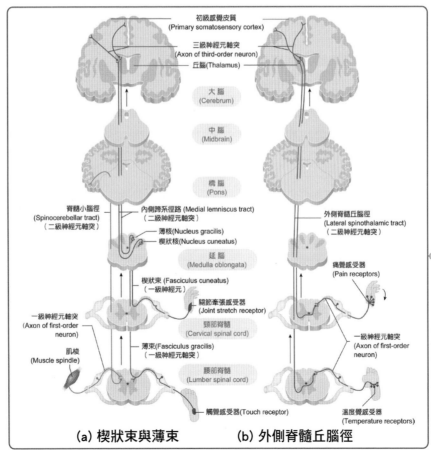

(a) 楔狀束與薄束　　(b) 外側脊髓丘腦徑

▲ 縮寫請見「閱讀指引」

11-1　體溫調節

1. 當病人一摸到盛熱水的杯子，立刻將手縮回，這是對熱的反應訊息是經由脊髓傳導到運動神經的緣故。

2. 若遇到極冷或極熱的刺激時，會導致病人產生保護性**脊髓反射**。

3. 冷熱接受器的位置：**冷覺在真皮上層，熱覺在真皮下層**。

4. 冷接受器在皮膚淺層，故人體對冷刺激較為敏感。

5. 冷、熱覺的傳遞，皆藉由**外側脊髓視丘徑**傳至下視丘。

6. 溫度接受器在刺激初期會有強烈反應，但隨時間延長會產生適應情形。

7. 人體對冷熱較為敏感的部位為頸部、手腕內側、前臂內側及會陰部位。

● Memo

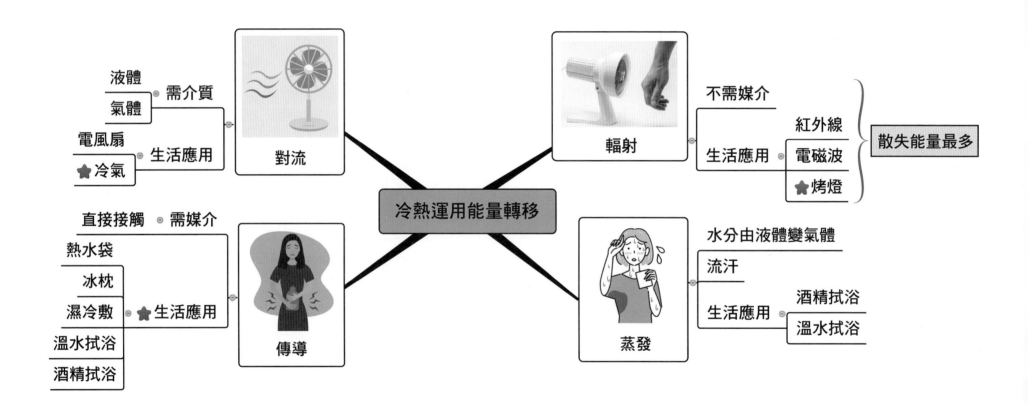

液體
氣體
　　● 需介質

電風扇
★ 冷氣
　　● 生活應用

對流

直接接觸 ● 需媒介

熱水袋
冰枕
濕冷敷 ● ★ 生活應用
溫水拭浴
酒精拭浴

傳導

冷熱運用能量轉移

輻射

不需媒介

生活應用

紅外線
電磁波
★ 烤燈

散失能量最多

蒸發

水分由液體變氣體

流汗

生活應用

酒精拭浴
溫水拭浴

▶▶重點整理　11-2　冷熱運用能量轉移

1. 吹電風扇就是利用對流使身體降溫。

2. 發燒時使用冰枕就是利用熱傳導使身體降溫。

3. 護理人員以溫水拭浴降低體溫，主要是利用傳導的散熱原理。

4. 使用冰枕、熱水袋、酒精拭浴、冷熱敷達到其治療目的之主要機轉為傳導作用。

5. 人體主要的散熱方式是經由皮膚輻射散熱，此方式是**不需以其他物質作媒介**。

6. 輻射散熱其熱源的散失是直接的，可把熱輻射至四面八方。

7. 室溫休息狀態下，**人體約有 50~70% 的熱是經輻射方式散失**。

8. 發燒時，移除過厚的衣物或被蓋來散熱，是依據輻射原理。

● Memo

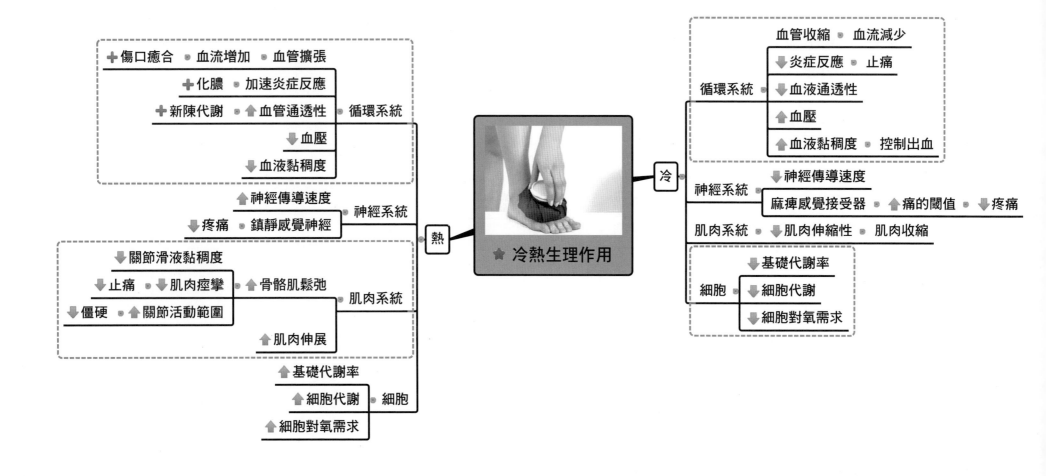

熱

循環系統
+ 傷口癒合 ● 血流增加 ● 血管擴張
+ 化膿 ● 加速炎症反應
+ 新陳代謝 ● ⬆血管通透性
⬇血壓
⬇血液黏稠度

神經系統
⬆神經傳導速度
⬇疼痛 ● 鎮靜感覺神經

肌肉系統
⬇關節滑液黏稠度
⬇止痛 ⬇肌肉痙攣 ● ⬆骨骼肌鬆弛
⬇僵硬 ● ⬆關節活動範圍
⬆肌肉伸展

細胞
⬆基礎代謝率
⬆細胞代謝
⬆細胞對氧需求

★ 冷熱生理作用

冷

循環系統
血管收縮 ● 血流減少
⬇炎症反應 ● 止痛
⬇血液通透性
⬆血壓
⬆血液黏稠度 ● 控制出血

神經系統
⬇神經傳導速度
麻痺感覺接受器 ● ⬆痛的閾值 ● ⬇疼痛

肌肉系統 ● ⬇肌肉伸縮性 ● 肌肉收縮

細胞
⬇基礎代謝率
⬇細胞代謝
⬇細胞對氧需求

▶▶重點整理	11-3　冷熱生理作用

1. 使用冷熱敷時所產生的「**交感性反應**」現象是一種遠處效應。當冷熱敷使用時，直接接觸部位會有血管收縮或擴張之反應，但其他部位易產生相同反應。生活中之常見應用為鼻出血時，在**頸後或前額**使用冷敷，會引發鼻黏膜組織血管收縮的反應，產生止血作用。

2. 身體皮膚深層對熱比對冷之反應更為敏感。

3. 用冷過程中，可能會產生麻木感、疼痛、起水泡等不良反應，故使用時應密切觀察病人的皮膚反應。

4. 熱水坐浴 (Sitz Bath) 時，使用 10~50% Magnesium Sulfate，可使痔瘡達到收斂效果。

5. 用熱超過 30~45 分鐘，會引起組織充血及血管收縮，出現局部**反彈現象** (Rebound Phenomenon)。

6. 用熱會加速炎症過程之主要原理是**淋巴流量增加、白血球活動性增加**。

7. 用熱療法時，身體會出現血液黏稠度降低、組織代謝增加、微血管通透性增加、組織水腫減輕、神經傳導速度增加。

● Memo

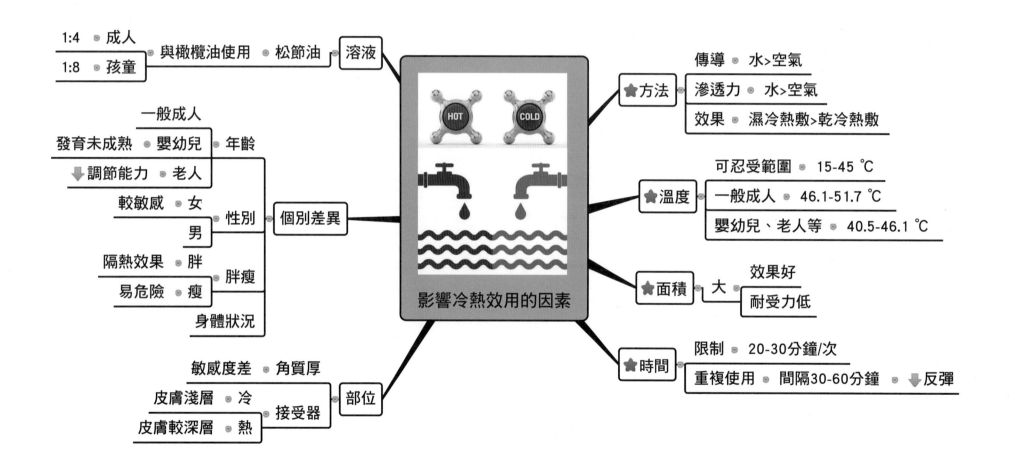

1:4 ● 成人
1:8 ● 孩童
與橄欖油使用 ● 松節油 ● 溶液

一般成人
發育未成熟 ● 嬰幼兒 ● 年齡
⬇調節能力 ● 老人
較敏感 ● 女
男 ● 性別
隔熱效果 ● 胖
易危險 ● 瘦 ● 胖瘦
身體狀況

個別差異

影響冷熱效用的因素

傳導 ● 水>空氣
⭐方法 ● 滲透力 ● 水>空氣
效果 ● 濕冷熱敷>乾冷熱敷

可忍受範圍 ● 15-45 ℃
⭐溫度 ● 一般成人 ● 46.1-51.7 ℃
嬰幼兒、老人等 ● 40.5-46.1 ℃

效果好
⭐面積 ● 大 耐受力低

限制 ● 20-30分鐘/次
⭐時間 ● 重複使用 ● 間隔30-60分鐘 ● ⬇反彈

敏感度差 ● 角質厚
皮膚淺層 ● 冷 ● 接受器
皮膚較深層 ● 熱 ● 部位

▶▶重點整理　11-4　影響冷熱效用的因素

1. 年幼者及年長者對於冷、熱治療溫度的耐受力較成年人差。

2. 冷熱應用時，若使用時間過長，所造成冷熱接受器敏感度減低，耐受力上升。

3. 在皮膚淺層，冷接受器比熱接受器多，故對冷較敏感。

4. **冷熱的效用在相同溫度下，溼冷熱的效果比乾冷熱佳**，因水分子對皮膚的滲透能力比空氣佳。

5. 乾冷的溫度要比溼冷的溫度低，才能達到與溼冷相當之效果。

6. 乾熱較溼熱不易蒸發，溫度可維持較久。

● Memo

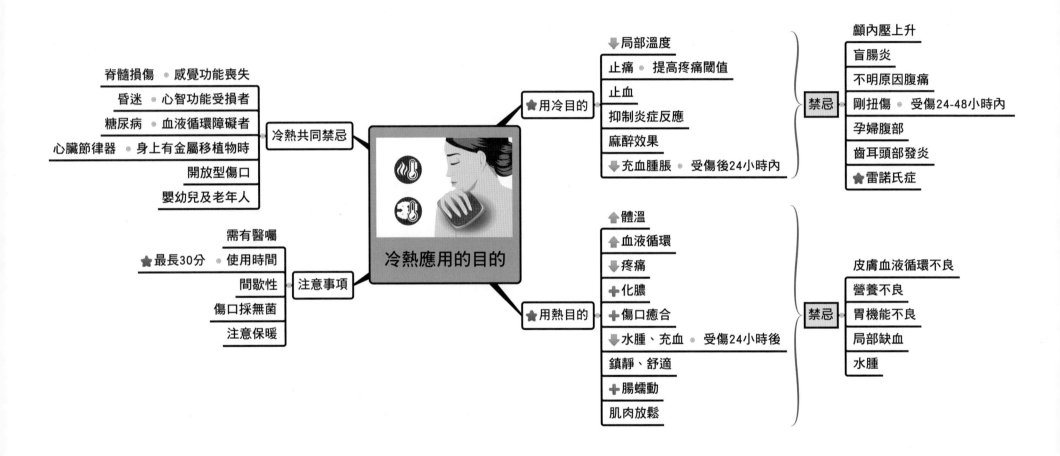

脊髓損傷 ● 感覺功能喪失
昏迷 ● 心智功能受損者
糖尿病 ● 血液循環障礙者
心臟節律器 ● 身上有金屬移植物時
開放型傷口
嬰幼兒及老年人

冷熱共同禁忌

需有醫囑
★最長30分 ● 使用時間
間歇性
傷口採無菌
注意保暖

注意事項

冷熱應用的目的

★用冷目的

⬇局部溫度
止痛 ● 提高疼痛閾值
止血
抑制炎症反應
麻醉效果
⬇充血腫脹 ● 受傷後24小時內

禁忌

顱內壓上升
盲腸炎
不明原因腹痛
剛扭傷 ● 受傷24-48小時內
孕婦腹部
齒耳頭部發炎
★雷諾氏症

★用熱目的

⬆體溫
⬆血液循環
⬇疼痛
✚化膿
✚傷口癒合
⬇水腫、充血 ● 受傷24小時後
鎮靜、舒適
✚腸蠕動
肌肉放鬆

禁忌

皮膚血液循環不良
營養不良
胃機能不良
局部缺血
水腫

▶▶ 重點整理　11-5　冷熱應用的目的

1. 冷、熱療法的共同功能是緩解疼痛、減緩充血和腫脹。

2. 頭部外傷的病人，不宜用冷療法，因會使血管緊縮，阻礙血循，腦細胞氧氣和養分會減少，加重病情；亦不宜直接使用熱療法，其會使頭部顱內壓上升，產生頭痛、噁心嘔吐、甚至引起腦充血。

※ 冷的應用

1. 用冷的臨床應用：包含扁桃腺手術後有止血的作用；降低心臟手術過程細胞的新陳代謝；減輕靜脈血管炎初期的發炎反應；用於植牙或拔牙、燒傷。但冷療法無法達到肌肉鬆弛的治療目的。

2. 病人因跌倒造成鼻黏膜出血，應於前額及頸後用冷，以達止血目的。

3. 針對腳踝扭傷患處於 **48 小時內，最佳的護理措施是溼冷敷並固定。**其冰敷之原理為：使新陳代謝需求、微血管通透性降低，讓液體延緩進入組織，預防水腫形成及減輕炎症。

4. 發燒時，可採用全身溫水拭浴，以溫水輕拍身體，避免用力摩擦以免產熱。

5. 當發燒病人頭部使用冰枕時，應選擇測量腋溫。

6. 護理人員指導病人拔牙後冰敷下顎與臉頰，其冰敷的主要目的是減緩組織炎性反應。

7. **雷諾氏病病人、周邊動脈硬化阻塞症、休克患者，皆不宜給予冰療治療。**

8. 使用冰枕若未將袋內空氣排出，會影響溫度的傳導，妨礙療效。

※ 熱的應用

1. 用熱會產生的全身性反應，包含：血管擴張、血壓下降、肌肉放鬆、及排汗增加。

2. 熱敷的禁忌症：

   (1) 有不明腹痛者、血友病人的瘀青、末梢血液循環障礙、充血性心衰竭。

   (2) 腦血管疾病病人禁止頭部置放熱水袋。

   (3) 孕婦的腹部禁止用熱敷，主要原因為可能引起**胎兒胚細胞突變**。

3. 足踝扭傷的措施：

   (1) 為減輕對病人**超過 48 小時**的足踝區的腫脹，護理人員依照醫囑施予**溼熱敷治療時，水溫勿超過 43℃。**

   (2) 執行溼熱敷技術時，不需要採取無菌技術操作；執行溼熱敷前，足踝區必須先塗上一層薄**凡士林，以免皮膚燙傷**；溼熱敷過程，需 2~4 分鐘更換一次敷布。

4. 當病人在泡溫泉時覺得頭暈、昏睡的感覺，主要是因為血管擴張之故。

5. 一般經痛可先以熱敷方式減輕疼痛不適。

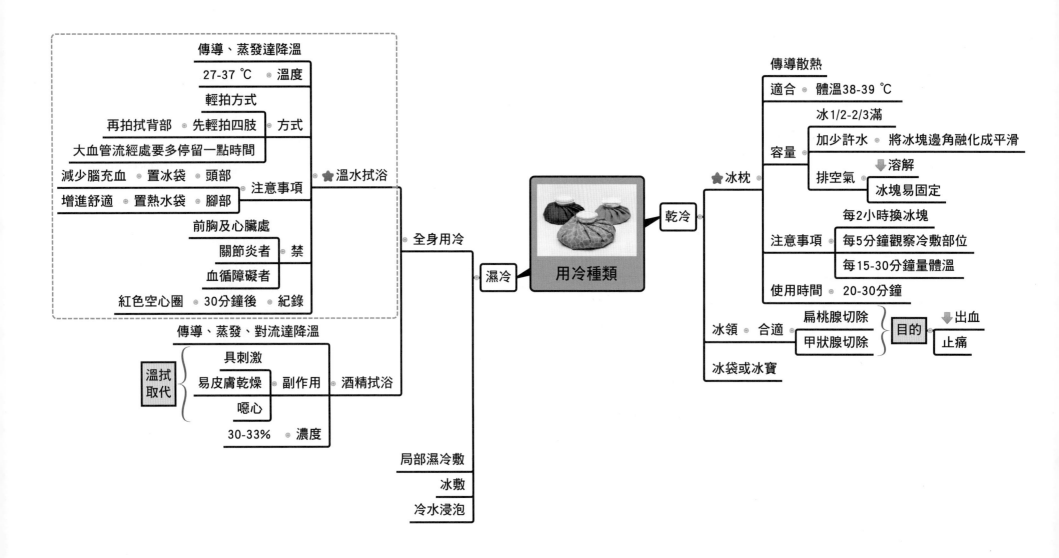

傳導、蒸發達降溫

27-37 ℃ ◦ 溫度

輕拍方式

再拍拭背部 ◦ 先輕拍四肢 ◦ 方式

大血管流經處要多停留一點時間

減少腦充血 ◦ 置冰袋 ◦ 頭部

增進舒適 ◦ 置熱水袋 ◦ 腳部 ◦ 注意事項 ─── ★溫水拭浴

前胸及心臟處

關節炎者 ◦ 禁

血循障礙者

紅色空心圈 ◦ 30分鐘後 ◦ 紀錄

全身用冷

傳導、蒸發、對流達降溫

具刺激

溫拭取代 { 易皮膚乾燥 ◦ 副作用 } ◦ 酒精拭浴

噁心

30-33% ◦ 濃度

濕冷

局部濕冷敷

冰敷

冷水浸泡

用冷種類

乾冷

傳導散熱

適合 ◦ 體溫38-39 ℃

冰1/2-2/3滿

加少許水 ◦ 將冰塊邊角融化成平滑

容量 ◦ ⬇溶解

排空氣 ─── 冰塊易固定

每2小時換冰塊

注意事項 ─── 每5分鐘觀察冷敷部位

每15-30分鐘量體溫

使用時間 ◦ 20-30分鐘

★冰枕

冰領 ◦ 合適 ─── 扁桃腺切除 } **目的** ⬇出血

甲狀腺切除 } 止痛

冰袋或冰寶

▶▶重點整理　11-6　用冷種類

1. 溫水拭浴是以 27~37℃溫水擦拭，為避免腦部充血，可於頭部放置冰枕。其原則是在**血管分布較多處，增加輕拍拭浴時間，以助散熱；先輕拍四肢再拍拭背部。**

2. 護理人員協助病人溫水坐浴時，常用一般溫開水、1:100 水溶性優碘 (Beta-iodine)、10~50％硫酸鎂 ($MgSO_4$) 溶液。

3. 臨床上以溫水拭浴取代酒精拭浴，主要是因為為酒精降溫速度很快，且具刺激性，易造成皮膚乾燥及噁心感。

4. **溫水拭浴屬於溼冷療法的一種。**

5. 護理人員為病人進行溼冷敷時，在其皮膚上塗凡士林之目的是避免皮膚受傷。

● Memo

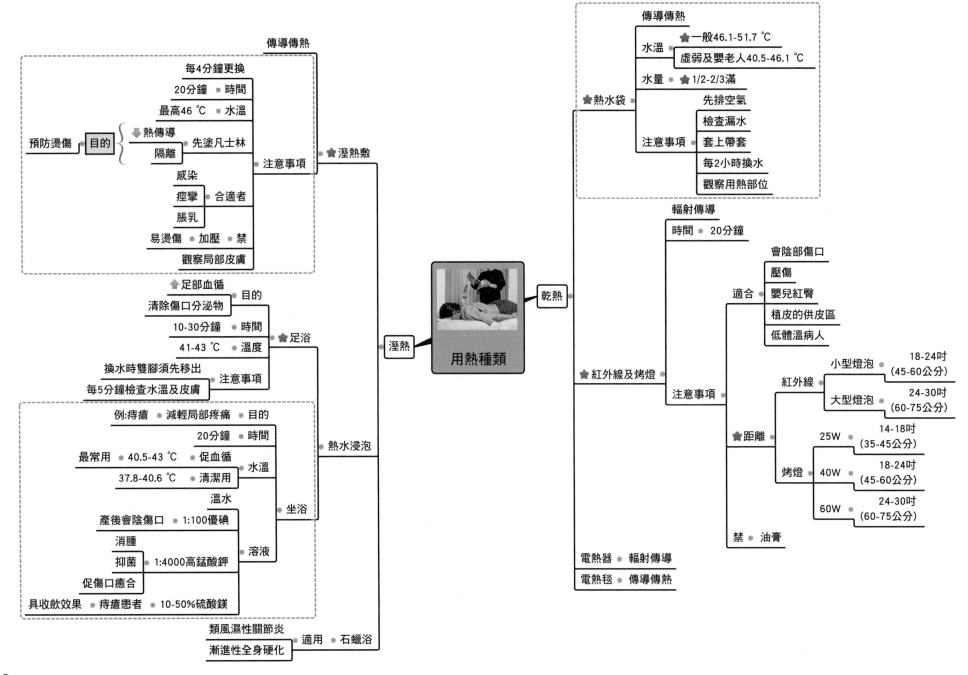

傳導傳熱

每4分鐘更換

20分鐘 • 時間

最高46 ℃ • 水溫

↓熱傳導 • 先塗凡士林

隔離

預防燙傷 — 目的

感染

痙攣 • 合適者

脹乳

易燙傷 • 加壓 • 禁

觀察局部皮膚

• 注意事項 — ★濕熱敷

傳導傳熱

水溫 ★一般46.1-51.7 ℃

虛弱及嬰老人40.5-46.1 ℃

水量 ★1/2-2/3滿

★熱水袋

注意事項 — 先排空氣

檢查漏水

套上帶套

每2小時換水

觀察用熱部位

↑足部血循 • 目的

清除傷口分泌物

10-30分鐘 • 時間

41-43 ℃ • 溫度

換水時雙腳須先移出

每5分鐘檢查水溫及皮膚

• 注意事項

★足浴

溼熱 — 用熱種類 — 乾熱

輻射傳導

時間 20分鐘

適合 會陰部傷口

壓傷

嬰兒紅臀

植皮的供皮區

低體溫病人

★紅外線及烤燈

注意事項

★距離

例:痔瘡 • 減輕局部疼痛 • 目的

20分鐘 • 時間

最常用 • 40.5-43 ℃ • 促血循

37.8-40.6 ℃ • 清潔用

水溫

溫水

產後會陰傷口 • 1:100優碘

消腫

抑菌 1:4000高錳酸鉀

促傷口癒合

具收斂效果 • 痔瘡患者 • 10-50%硫酸鎂

坐浴

溶液

熱水浸泡

紅外線 小型燈泡 • 18-24吋 (45-60公分)

大型燈泡 • 24-30吋 (60-75公分)

烤燈 25W • 14-18吋 (35-45公分)

40W • 18-24吋 (45-60公分)

60W • 24-30吋 (60-75公分)

禁 • 油膏

電熱器 • 輻射傳導

電熱毯 • 傳導傳熱

類風濕性關節炎

漸進性全身硬化

適用 • 石蠟浴

▶▶重點整理　11-7　用熱種類

1. 在三溫暖熱水池浸泡 10 分鐘感頭暈，欲離開水池時即暈倒在池邊，最可能造成的原因為周邊血管產生擴張作用，造成大量血液轉移至周邊血管之故。

2. 執行熱敷時，在受敷皮膚上塗上一層凡士林之目的，為隔熱作用，保護皮膚避免燙傷。

3. 使用溼熱敷：

   (1) 時間以 **20~30 分鐘** 為最適當。

   (2) 可使皮膚表面血管擴張，促進循環；為保持一定的溫度，應經常更換敷料。

4. 使用熱水袋：

   (1) 使用熱水袋時之注意事項，包括：熱水袋的水裝到 1/2~2/3 滿；熱水袋外面必須套上一個布質套子；熱水袋放置於臀部時，袋口需朝外面。

   (2) 熱水袋與溼熱敷之比較，**熱水袋的優點為較不易蒸發，溫度可維持較久。**

   (3) 女性病人因經痛不舒服使用水溫為 120 °F (48.9℃) 熱水袋，來緩解腹部痙攣引起的疼痛。提示：(°F -32)×5/9 =℃

5. 使用烤燈：

   (1) 烤燈使用是運用輻射原理提供輻射熱以促血循，使用烤燈前須清潔皮膚並擦乾以防燙傷。

   (2) 當使用 40 瓦的烤燈時，與病人的距離應保持在 **18~24 吋**（45~61 公分）；烤燈的使用時間以 15~20 分鐘為限。提示：1 吋＝ 2.54 公分

   (3) 植皮手術後，為了促進供皮區良好的血液循環，宜使用烤燈之熱療方式。

   (4) 壓傷、會陰部、痔瘡傷口、手術後出現寒顫現象時，皆適合使用烤燈。

6. 使用坐浴：

   (1) 溫水坐浴的目的：於經痛時，用以鬆弛骨盆肌肉與減輕痙攣；痔瘡疼痛時，用以促進血液循環與減輕疼痛；尿瀦留時，用以鬆弛膀胱括約肌，促進排尿；產後會陰部腫痛的減緩。

   (2) 坐浴常用的溶液：10~50% 硫酸鎂 (MgSO$_4$) 溶液，有收斂傷口作用；100~105 °F 一般熱水，具清潔作用；105~115 °F 一般熱水，有促進血液循環作用。

   (3) 協助痔瘡病人溫水坐浴時，水溫在 37.8~40.1℃是達清潔效果；溫度在 40.5~43℃是治療效果，以利血液循環。坐浴時間約 15~25 分鐘，且**坐浴盆及溶液必須要無菌。**

   (4) 當進行溫水坐浴的過程中，若病人感到眩暈不適，可協助病人身體前傾，使頭部低於心臟。

7. 使用電熱墊：使用前皮膚必須擦乾以免造成電擊休克；使用時應避免置於身體下而影響散熱。

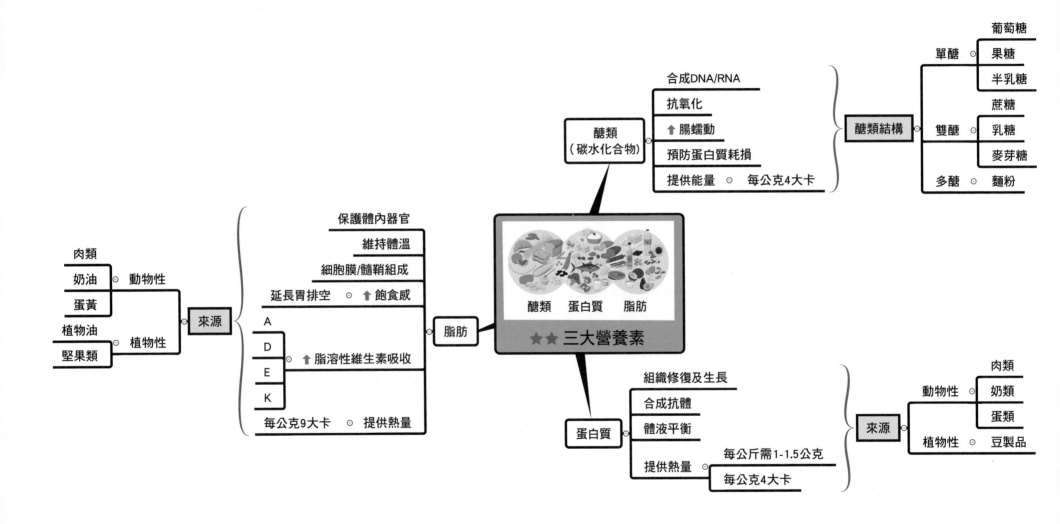

單醣 ⊙ 葡萄糖 / 果糖 / 半乳糖

雙醣 ⊙ 蔗糖 / 乳糖 / 麥芽糖

多醣 ⊙ 麵粉

醣類結構

醣類
（碳水化合物）
- 合成DNA/RNA
- 抗氧化
- ⬆ 腸蠕動
- 預防蛋白質耗損
- 提供能量 ⊙ 每公克4大卡

★★ 三大營養素
醣類　蛋白質　脂肪

來源
- 動物性 — 肉類 / 奶油 / 蛋黃
- 植物性 — 植物油 / 堅果類

脂肪
- 保護體內器官
- 維持體溫
- 細胞膜/髓鞘組成
- 延長胃排空 ⊙ ⬆ 飽食感
- A D E K ⊙ ⬆ 脂溶性維生素吸收
- 每公克9大卡 ⊙ 提供熱量

蛋白質
- 組織修復及生長
- 合成抗體
- 體液平衡
- 提供熱量 ⊙ 每公斤需1-1.5公克 / 每公克4大卡

來源
- 動物性 ⊙ 肉類 / 奶類 / 蛋類
- 植物性 ⊙ 豆製品

▲ 縮寫請見「閱讀指引」

▶▶重點整理　12-1 三大營養素

1. 三大營養素的功能及主要食物來源

營養素	功能	每日需要量	主要食物來源	缺乏的影響
醣類 （碳水化合物）	1. **供給熱量：1 公克的醣類產生 4 大卡 (Kcal) 的熱量，是體內最經濟、最安全的熱量來源** 2. 保護蛋白質 3. 調節脂肪正常的代謝 4. 供給心臟緊急需要 5. **乳糖代謝產生乳酸，能促進鈣、鐵的吸收**	醣類攝取量應**占總熱量之 50~65%**。成年人醣類每日至少需要 50~100 公克	1. 五穀根莖類 2. 蔬菜類 3. 牛奶 4. 純糖、果醬、糖漿、蜜餞等：含相當量的單醣、雙醣	飢餓 消瘦 虛弱 **酮中毒** 動脈硬化
蛋白質	1. **供給熱量：1 公克蛋白質產生 4 大卡的熱量** 2. 建造及**修補身體的組織** 3. 調節生理機能：構成肌肉中收縮成分、調節血中滲透壓及維持水分的平衡、調節酸鹼平衡	蛋白質攝取量應占總能量 10~15%。成年人蛋白質每日需要**每公斤體重約 1 公克**	1. 動物性蛋白質：奶類、奶類製品、蛋類、瘦肉類、內臟等，含所有必需胺基酸，為完全蛋白質 2. 植物性蛋白質：五穀類、蔬菜類與水果類等，為半完全蛋白質。而黃豆與動物性蛋白質類似	消瘦 疲倦 **紅孩兒症** 免疫力下降
脂質	1. **供給熱量：1 公克脂肪產生 9 大卡的熱量** 2. 構成體脂肪：保護體內器官與神經組織、維持體溫正常、貯存未來的能量 3. 保護蛋白質 4. **促進脂溶性維生素 (A、D、E、K) 之吸收與利用** 5. **供給必需脂肪酸：增強血管壁與細胞膜的結構**	脂肪攝取量應占總熱量之 25% 左右	1. 動物性脂肪：肉類、牛奶、蛋黃、瘦肉、內臟、乳酪 2. 植物性脂肪：豆類製品、堅果類	生長遲緩 便秘 皮膚病變

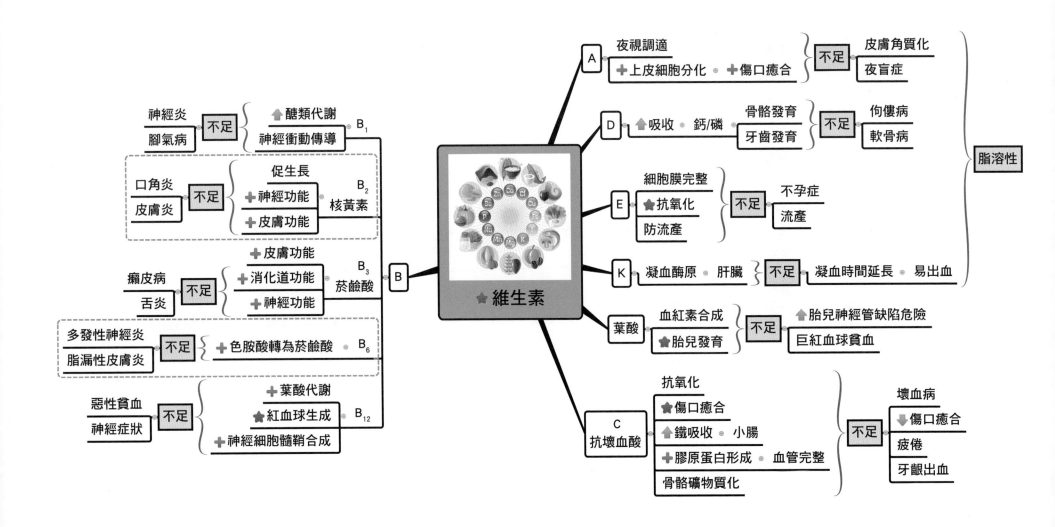

神經炎 　腳氣病 ── 不足 ┤ ⬆醣類代謝 ／ 神經衝動傳導 ── B₁

口角炎 　皮膚炎 ── 不足 ┤ 促生長 ／ ➕神經功能 ／ ➕皮膚功能 ── B₂ 核黃素

癩皮病 　舌炎 ── 不足 ┤ ➕皮膚功能 ／ ➕消化道功能 ／ ➕神經功能 ── B₃ 菸鹼酸

多發性神經炎 　脂漏性皮膚炎 ── 不足 ┤ ➕色胺酸轉為菸鹼酸 ── B₆

惡性貧血 　神經症狀 ── 不足 ┤ ➕葉酸代謝 ／ ⭐紅血球生成 ／ ➕神經細胞髓鞘合成 ── B₁₂

B

⭐維生素

A ── 夜視調適 ／ ➕上皮細胞分化 · ➕傷口癒合 ── 不足 ┤ 皮膚角質化 ／ 夜盲症

D ── ⬆吸收 · 鈣/磷 骨骼發育 ／ 牙齒發育 ── 不足 ┤ 佝僂病 ／ 軟骨病

E ── 細胞膜完整 ／ ⭐抗氧化 ／ 防流產 ── 不足 ┤ 不孕症 ／ 流產

K ── 凝血酶原 · 肝臟 ── 不足 ┤ 凝血時間延長 · 易出血

葉酸 ── 血紅素合成 ／ ⭐胎兒發育 ── 不足 ┤ ⬆胎兒神經管缺陷危險 ／ 巨紅血球貧血

C 抗壞血酸 ── 抗氧化 ／ ⭐傷口癒合 ／ ⬆鐵吸收 · 小腸 ／ ➕膠原蛋白形成 · 血管完整 ／ 骨骼礦物質化 ── 不足 ┤ 壞血病 ／ ⬇傷口癒合 ／ 疲倦 ／ 牙齦出血

脂溶性

▶▶重點整理 12-2 維生素

1. 抗高血壓藥物 (Hydralazine)、制酸劑 (Gelfos)、抗凝血劑 (Warfarin)、保鉀性利尿劑 (Spironolactone) 和維生素的吸收有關。

2. **維生素中葉酸、維生素 B_6、維生素 B_{12} 有助於紅血球的形成。**

3. 當營養素缺乏的影響，維生素 B_{12} 缺乏易引起惡性貧血；**維生素 B_2 缺乏易引起口角炎。**

4. 病人主訴嘴角常有發炎、潰瘍的情形，其最有可能缺乏的營養素是維生素 B_2。

5. 維生素的種類、功能、來源及其影響

<table>
<tr><th colspan="2">種類</th><th>功能</th><th>主要來源</th><th>不足或過量的影響</th></tr>
<tr><td rowspan="4">脂溶性</td><td>維生素 A
(Retinol)</td><td>1. 幫助夜間視力的調適
2. 幫助上皮細胞正常分化，維持皮膚黏膜之完整性
3. 調節自體免疫系統</td><td>1. 動物性：魚肝油、肝臟、蛋黃、牛奶
2. 植物性（黃色或深綠色蔬菜）：胡蘿蔔、南瓜、菠菜、甘藍菜、地瓜</td><td>• 不足：夜盲症；皮膚角質化；易致呼吸道、泌尿道或陰道感染
• 過量：厭食、腹瀉、掉髮、骨頭疼痛</td></tr>
<tr><td>維生素 D
(Cholecalciferol)
陽光維生素</td><td>1. 促進鈣、磷的吸收與利用
2. 維持骨骼牙齒的正常發育</td><td>魚肝油、肝臟、蛋黃、日光照射</td><td>• 不足：佝僂症、軟骨症
• 過量：高血鈣、腎結石、血管鈣化</td></tr>
<tr><td>維生素 E
(Tocophenol)
生育醇</td><td>1. 抗氧化，防止維生素 A 和多元不飽和脂肪酸被氧化
2. 維持細胞膜的完整
3. 維持動物生殖機能
4. 促進氧氣轉送至組織</td><td>米胚、小麥胚芽油、黃豆油、蛋黃、堅果類、深綠色蔬菜</td><td>• 不足：易引發不孕症、流產
• 過量：憂鬱、疲倦、頭痛</td></tr>
<tr><td>維生素 K
凝血維生素</td><td>1. 肝臟製造凝血酶原所必需
2. 磷酸化作用之輔酶</td><td>1. 深綠色蔬菜、蛋黃、肝臟
2. 空腸、迴腸內之細菌合成</td><td>• 不足：容易出血、延長凝血時間
• 過量：化學合成之 Vit. K_3 可能會產生溶血及黃疸情形，而天然者則無害</td></tr>
</table>

	種類	功能	主要來源	不足或過量的影響
水溶性	維生素 B$_1$ (Thiamin) 硫胺	1. 促進醣類在體內之代謝 2. 維持神經衝動的傳導	胚芽、全穀類、酵母、莢豆類、內臟、瘦肉、蛋黃	• 不足：腳氣病 (Beriberi)、神經炎、肌肉軟弱、疲倦 • 過量：沒有明顯毒性
	維生素 B$_2$ (Riboflavin) 核黃素	1. 促進生長 2. 維持神經、皮膚、眼睛的正常功能	牛奶及奶製品、雞蛋、全穀類、堅果類、麥片、內臟、酵母、蛋類、肉類	• 不足：口腔破損、口角炎、唇炎、舌炎、皮膚炎 • 過量：沒有明顯毒性
	維生素 B$_3$ (Niacin) 菸鹼酸	1. 維護正常能量代謝 2. 維持消化道、皮膚及神經的正常功能	豆魚肉蛋類、堅果類、奶類	• 不足：舌炎、噁心、疲倦、衰弱、煩躁、健忘、失眠、癩皮病（會有皮膚炎、腹瀉、失智） • 過量：蕁麻疹、腸胃不適
	維生素 B$_5$ (Pantothenic Acid) 泛酸	幫助醣類、蛋白質、脂肪代謝	豆類、穀類、奶類、肉類、十字花科蔬菜	• 過量：偶見腹瀉
	維生素 B$_6$ (Pyridoxine) 吡哆醇	1. 參與胺基酸代謝利用的生化反應 2. 幫助色胺酸轉化成菸鹼酸	肉類、莢豆類、乾豆類、全穀類、堅果類、根莖類蔬菜	• 不足：脂漏性皮膚炎、多發性神經炎、貧血 • 過量：長期大量攝取可能產生神經緊張及顫抖
	維生素 B$_{12}$ (Byanocobalamin) 鈷胺素	1. 幫助 DNA 及 RNA 的合成 2. 幫助神經細胞髓鞘的合成 3. 幫助葉酸代謝及紅血球生成	肉類、內臟、牡蠣、蛋、奶類、乳酪	• 不足：惡性貧血、神經症狀、蒼白、疲倦、嗜睡、心跳加速
	生物素 (Biotin)	1. 參與醣類、蛋白質、脂肪的代謝 2. 幫助 DNA 與 RNA 之合成	廣泛存在於各種食物中	• 不足：食慾不振、噁心嘔吐、舌炎、鱗屑性皮膚炎
	葉酸 (Folic Acid)	1. 協助多種胺基酸間之轉換 2. 幫助血球的分化成熟、血紅素合成 3. 影響胎兒的發育 4. 減緩失智症的發生	深綠色蔬菜、蘆筍、綠花椰菜、莢豆類、乾豆類、菇類、柑橘、哈密瓜、香蕉	• 不足：巨紅血球貧血、虛弱、舌炎、腸胃不適、腹瀉、成長不良；孕婦若攝取不足胎兒神經管易缺損
	維生素 C (Ascorbic Acid) 抗壞血酸	1. 保護血管完整性 2. 協助骨骼礦物質化 3. 促進傷口癒合 4. 抗氧化功能 5. 促進小腸對鐵的吸收	新鮮的蔬菜、水果	• 不足：疲倦、牙齦出血、傷口癒合緩慢、壞血病，長期服用 Aspirin 易流失 • 過量：噁心、腹瀉

Memo

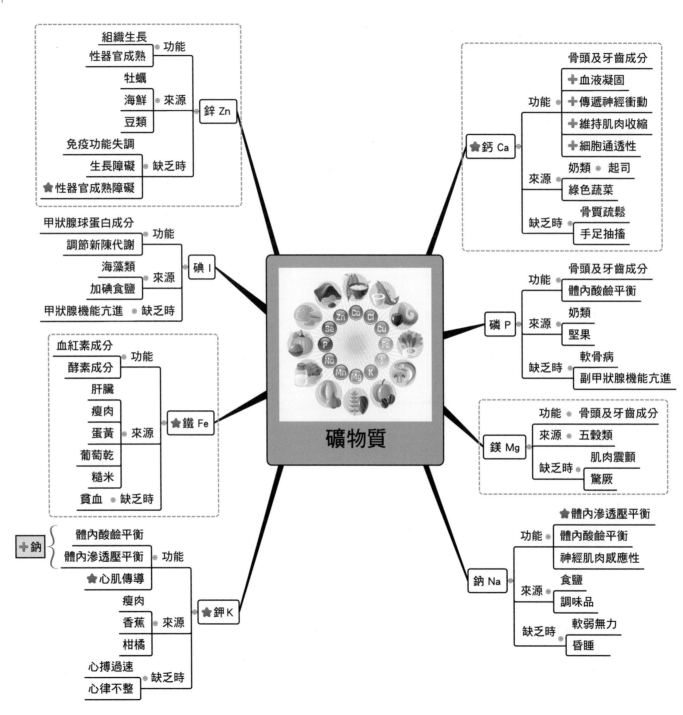

▶▶ 重點整理 │ **12-3 礦物質**

1. 可預防蛀牙形成，強化骨骼的最主要礦物質是**氟**。

2. 構成甲狀腺的主要成分且具調節新陳代謝與生長發育作用的礦物質是**碘**。

3. 礦物質的種類、功能、來源及其影響

	種類	功能	主要來源	不足或過量的影響
巨量礦物質	鈣 (Calcium)	1. 構成骨骼及牙齒的主要成分 2. 凝血因子活化所需之成分 3. 與神經傳導有關 4. 調節心跳及肌肉收縮	乳製品、魚貝類、豆類及其製品、堅果類、深綠色蔬菜	• 不足：佝僂症、骨質疏鬆症、軟骨症、肌肉痙攣 • 過量：腎結石、噁心、嘔吐、腹痛、便祕
	磷 (Phosphorus)	1. 構成牙齒及骨骼的要素 2. 調節體內代謝 3. 維持酸鹼平衡	肉類、蛋、乳品、全穀類、莢豆類	• 不足：很少發生 • 過量：非骨骼組織鈣化
	鉀 (Potassium)	1. 體內含量第二多的陽離子 2. 與心肌電位傳導及神經傳導有關 3. 肌肉收縮	蔬菜類、水果類（如香蕉、橘子）、肉類、根莖類、豆類	• 不足：肌肉無力、心律不整、神經麻痺、呼吸麻痺 • 過量：噁心、腹瀉、低血壓、心跳停止
	鈉 (Sodium)	1. 調節細胞外液的滲透壓和體積 2. 調節血液的酸鹼度 3. 幫助神經傳導和肌肉興奮	食鹽、醬油醬料、醃漬食品、味素、其他調味料	• 不足：血壓降低、頭痛、意識混亂、痙攣、昏迷 • 過量：水分滯留、血壓過高
	氯 (Chloride)	1. 調節體液、酸鹼平衡 2. 胃酸成分之一	食鹽、醬油醬料、醃漬食品、海鮮	• 不足：噁心、嘔吐、腹瀉
	硫 (Sulfur)	形成軟骨、肌腱、頭髮、指甲之成分	蛋白質食物	—
	鎂 (Magnesium)	1. 維持骨骼、牙齒健康 2. 促進醣類、蛋白質及脂肪之代謝 3. 維持肌肉神經機能	植物性食品（如葉菜類、堅果類、豆類、全穀類含量豐富）奶類、肉類	• 不足：肌肉神經過度興奮、意識混亂、抽搐 • 過量：噁心、腹瀉、肌肉無力、心律不整、血壓下降

	種類	功能	主要來源	不足或過量的影響
微量礦物質	鐵 (Iron)	1. 組成血紅素的主要元素 2. 體內部分酶的組成元素	紅肉、蛋黃、貝類、豆類、綠色蔬菜、紫菜、堅果類、糙米	• 不足：小球性貧血、軟弱、蒼白、頭暈 • 過量：肝臟損傷、鐵質沉積症
	碘 (Iodine)	合成甲狀腺素	含碘食鹽、海產類食物	• 不足：甲狀腺機能不足、甲狀腺腫大、呆小症 • 過量：甲狀腺機能亢進
	氟 (Fluoride)	預防蛀牙	水、含氟牙膏、茶葉	• 不足：齲齒 • 過量：斑齒、琺瑯質發育不全、牙齒外形改變
	鋅 (Zinc)	1. 促進酶的活性 2. 參與成長與發育 3. 調節基因表現和蛋白質活性 4. 與免疫機能、味覺、傷口癒合等有關	堅果類、牡蠣、貝類、肉類、肝臟、蛋、奶類	• 不足：貧血、傷口癒合慢、味覺遲鈍不敏感、免疫力降低 • 過量：肌肉運動失調、嘔吐、腹瀉、腎衰竭
	硒 (Selenium)	1. 形成含硒酶與含硒蛋白質的成分 2. 抗氧化	肉類、內臟類、魚貝類海鮮食物	• 不足：易受病毒感染或增加癌症的危險、心肌病變 • 過量：呼吸有蒜味、毛髮與指甲易碎裂脫落、腸胃不適、皮膚疹、虛弱、神經系統異常

Memo

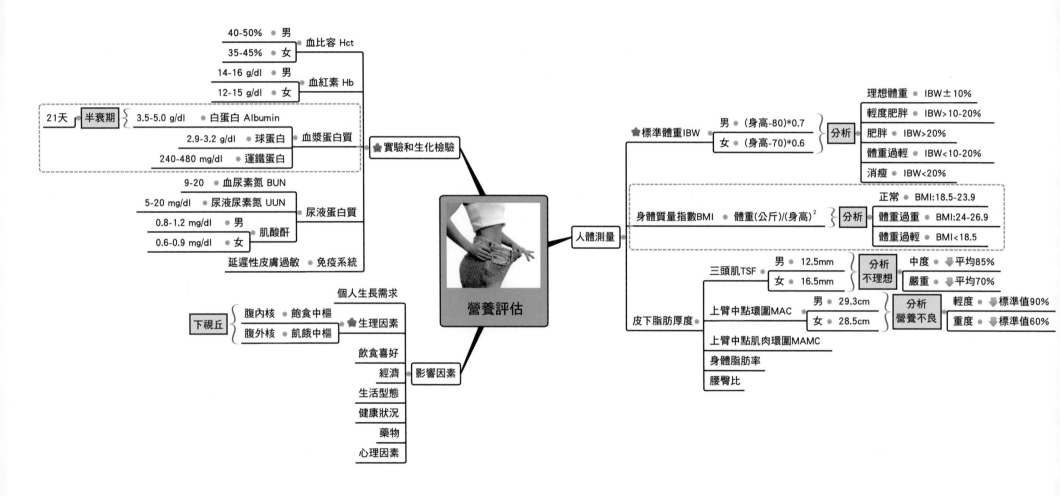

營養評估

★實驗和生化檢驗

血比容 Hct
- 40-50% ● 男
- 35-45% ● 女

血紅素 Hb
- 14-16 g/dl ● 男
- 12-15 g/dl ● 女

半衰期 ● 21天

血漿蛋白質
- 3.5-5.0 g/dl ● 白蛋白 Albumin
- 2.9-3.2 g/dl ● 球蛋白
- 240-480 mg/dl ● 運鐵蛋白

尿液蛋白質
- 9-20 ● 血尿素氮 BUN
- 5-20 mg/dl ● 尿液尿素氮 UUN

肌酸酐
- 0.8-1.2 mg/dl ● 男
- 0.6-0.9 mg/dl ● 女

免疫系統 ● 延遲性皮膚過敏

影響因素

★生理因素
- 個人生長需求
- 下視丘
  - 腹內核 ● 飽食中樞
  - 腹外核 ● 飢餓中樞

飲食喜好
經濟
生活型態
健康狀況
藥物
心理因素

人體測量

★標準體重IBW
- 男 ● (身高-80)*0.7
- 女 ● (身高-70)*0.6

分析
- 理想體重 ● IBW±10%
- 輕度肥胖 ● IBW>10-20%
- 肥胖 ● IBW>20%
- 體重過輕 ● IBW<10-20%
- 消瘦 ● IBW<20%

身體質量指數BMI ● 體重(公斤)/(身高)²

分析
- 正常 ● BMI:18.5-23.9
- 體重過重 ● BMI:24-26.9
- 體重過輕 ● BMI<18.5

皮下脂肪厚度

三頭肌TSF
- 男 ● 12.5mm
- 女 ● 16.5mm

分析不理想
- 中度 ● ⬇平均85%
- 嚴重 ● ⬇平均70%

上臂中點環圍MAC
- 男 ● 29.3cm
- 女 ● 28.5cm

分析營養不良
- 輕度 ● ⬇標準值90%
- 重度 ● ⬇標準值60%

上臂中點肌肉環圍MAMC
身體脂肪率
腰臀比

▲ 縮寫請見「閱讀指引」

▶▶重點整理 | 12-4　營養評估

1. 營養評估人體測量項目：包括體重、上臂中點環圍、腰圍等。

2. 以**彎角規測量皮層厚度來評估病人營養狀況**，最常使用的部位是**三頭肌及肩胛骨下皮層**。

3. 實驗室檢查數據代表營養狀態不良是**白蛋白數值**。

4. 當病人住院在一週內，體重減輕 10% 以上表示病人的營養狀況異常，需立即進行營養介入。

5. **理想體重的計算：**

   (1) 男性：（身高 cm － 80）×70％ ＝標準體重

   (2) 女性：（身高 cm － 70）×60％ ＝標準體重

   (3) 標準體重 ±10％ 為正常體重；標準體重 ± 10~20％ 為體重過重或過輕；標準體重 ± 20％ 以上為肥胖或體重不足

   (4) 實例計算：

   A. 50 歲男性病人，身高 180 公分，理想體重範圍應為：70 公斤 ± 10％。

   B. 王小姐身高 160 公分，體重 46 公斤。以性別及身高推算方式，其理想體重大約是 54 公斤→屬於體重過輕。

6. 與營養有關的實驗室檢查數據：

   (1) **血紅素 (Hgb; Hb)：男為 14~16 g/dL；女為 12~15 g/dL。**

   (2) 血比容 (Hct)：男為 40~50％；女為 35~45％。

   (3) 總蛋白質 (Total Protein)：6.5~8.0 g/dL。

   (4) **白蛋白 (Albumin)：3.5~5.0 g/dL。**

   (5) 淋巴球 (Lymphocytes)：20~30％。

7. 酒精濫用的孕婦容易造成**胎兒體重過輕。**

8. 長期使用阿斯匹靈 (Aspirin) 治療易流失**維生素 C**，需予額外補充。

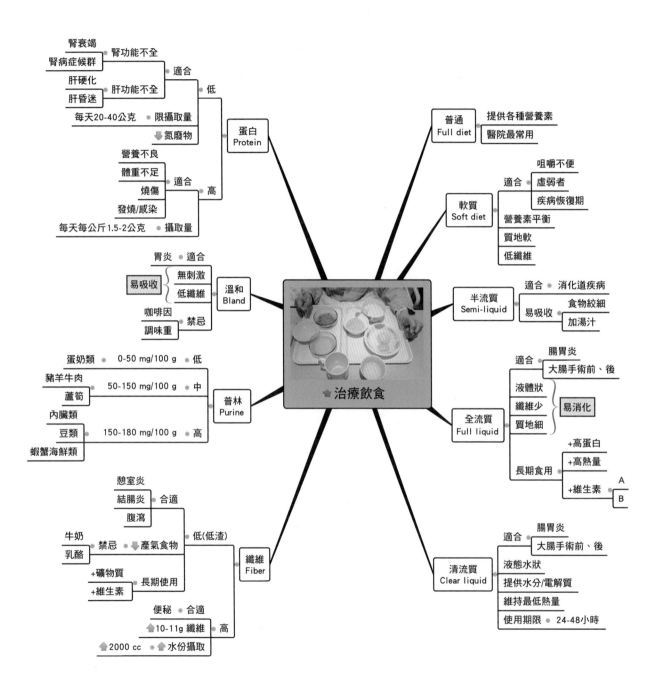

腎衰竭
腎病症候群 — 腎功能不全
肝硬化
肝昏迷 — 肝功能不全 — 適合 — 低 — 蛋白 Protein
每天20-40公克 — 限攝取量
↓氮廢物

營養不良
體重不足
燒傷 — 適合 — 高
發燒/感染
每天每公斤1.5-2公克 — 攝取量

胃炎 — 適合
易吸收
無刺激
低纖維 — 溫和 Bland
咖啡因
調味重 — 禁忌

蛋奶類 — 0-50 mg/100 g — 低
豬羊牛肉
蘆筍 — 50-150 mg/100 g — 中 — 普林 Purine
內臟類
豆類 — 150-180 mg/100 g — 高
蝦蟹海鮮類

憩室炎
結腸炎 — 合適
腹瀉
牛奶
乳酪 — 禁忌 — ↓產氣食物 — 低(低渣) — 纖維 Fiber
+礦物質
+維生素 — 長期使用
便秘 — 合適
↑10-11g 纖維 — 高
↑2000 cc — ↑水份攝取

治療飲食

普通 Full diet — 提供各種營養素 / 醫院最常用

軟質 Soft diet — 適合 — 咀嚼不便 / 虛弱者 / 疾病恢復期
營養素平衡
質地軟
低纖維

半流質 Semi-liquid — 適合 — 消化道疾病
易吸收 — 食物絞細 / 加湯汁

全流質 Full liquid — 適合 — 腸胃炎 / 大腸手術前、後
液體狀
纖維少
質地細 — 易消化
長期食用 — +高蛋白 / +高熱量 / +維生素 — A / B

清流質 Clear liquid — 適合 — 腸胃炎 / 大腸手術前、後
液態水狀
提供水分/電解質
維持最低熱量
使用期限 — 24-48小時

▶▶重點整理　12-5　治療飲食

1. 清流質飲食 (Clear Liquid Diet)：

   (1) 接受腸道攝影的前一日宜採**清流質飲食**，可食用去油湯汁、稀米湯、糖水、去渣果汁、米湯。不可食用奶類、稀飯、肉汁。

   (2) 清流質飲食的特性是完全無渣、不產氣、不刺激腸道蠕動；常用於手術前，為清理腸道時可採用；**不可長期飲用**。

2. 全流質飲食 (Full Liquid Diet)：

   (1) **全流質飲食**適用於無法由口咀嚼或吞嚥食物的病人。

   (2) 術後病人，二天前已排氣，今日為其手術後第四天，建議合適的飲食為全流質飲食。

3. 低渣飲食 (Low Residue Diet)：

   (1) 行腹腔手術前，依醫囑採用**低渣飲食**，可以進食白粥。

   (2) 潰瘍性結腸炎採用低渣飲食。

4. **高蛋白飲食是每日蛋白質攝入量 1.5~2 克 / 公斤；低蛋白飲食是每日蛋白質攝入量 20~40 克。**

5. 急性肝炎、燒傷、發燒、感染時提供高蛋白飲食；慢性腎臟疾病提供低蛋白飲食。

6. 病人因肝昏迷入院，應提供**低蛋白飲食**。

7. **低油飲食**適用於罹患膽囊炎或胰臟炎的病人，食用雞肉較牛肉好。若長期採取低油 (低脂) 飲食者，須補充脂溶性維生素。

8. 長期臥床病人適合**高蛋白、低鈣、高磷飲食**。

9. 高血壓及洗腎病人應攝取**低鈉飲食（3~5 克／天）**。

10. 病人因發燒、嘔吐而住院，其合適的**高鉀飲食**。

11. 痛風及尿酸結石病人應攝取**低普林飲食（0~50 毫克／ 100 克）**。

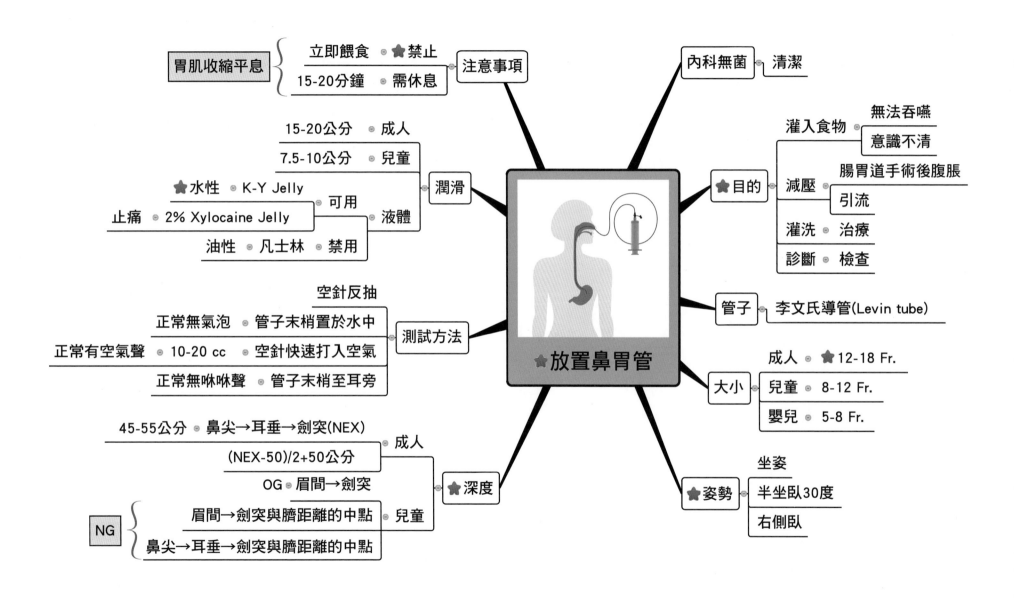

胃肌收縮平息
立即餵食 ● ★禁止
15-20分鐘 ● 需休息
注意事項

內科無菌 — 清潔

15-20公分 ● 成人
7.5-10公分 ● 兒童
★水性 ● K-Y Jelly
止痛 ● 2% Xylocaine Jelly ● 可用
油性 ● 凡士林 ● 禁用
潤滑

灌入食物 ● 無法吞嚥
意識不清
★目的
減壓 — 腸胃道手術後腹脹
引流
灌洗 ● 治療
診斷 ● 檢查

空針反抽
正常無氣泡 ● 管子末梢置於水中
正常有空氣聲 ● 10-20 cc ● 空針快速打入空氣
正常無咻咻聲 ● 管子末梢至耳旁
測試方法

管子 — 李文氏導管(Levin tube)

成人 ● ★12-18 Fr.
大小
兒童 ● 8-12 Fr.
嬰兒 ● 5-8 Fr.

★放置鼻胃管

45-55公分 ● 鼻尖→耳垂→劍突(NEX)
(NEX-50)/2+50公分 ● 成人
OG ● 眉間→劍突
眉間→劍突與臍距離的中點 ● 兒童
NG
鼻尖→耳垂→劍突與臍距離的中點
★深度

坐姿
★姿勢
半坐臥30度
右側臥

▲ Fr. 導管尺寸；NG 鼻胃；OG 口胃

▶▶重點整理　12-6　放置鼻胃管

1. 成人鼻胃管插入時，病人採半坐臥；**鼻胃管所需插入的長度為由鼻尖經耳垂至劍突處之距離，插入長度約為 45~55 公分**；插入時讓病人的頭部稍向胸前微屈，以使會厭軟骨將氣管通道關閉；鼻胃管進入口咽部時，指引病人做吞嚥動作，以利插入；記錄插管時間及病人反應。

2. 鼻胃管插入法時，當病人是無法採行坐姿者，應採行右側臥姿勢。

3. **測試鼻胃管是否在胃內的方法：以 50 c.c. 灌食空針反抽，看是否可從鼻胃管抽出胃液；以 50 c.c. 灌食空針自鼻胃管打入 10~20 c.c. 的空氣，聽診是否可聽到空氣入胃的聲音**（胃部有咕嚕聲）；將鼻胃管的末端放入水中，觀察有無氣泡產生；將鼻胃管露出體外的末端放在耳邊傾聽，是否出現呼吸聲。照 X 光是目前確認放置鼻胃管位置最準確的方法。

4. 在施行鼻胃管插入法，若不易插入時，**可將管子泡冰水，增加鼻胃管的硬度後再插。**

5. 協助病人插入鼻胃管進行灌食，可以選用含 2% Xylocaine 的潤滑液。但當**取胃液做細胞學檢查時，其鼻胃管潤滑劑則是生理食鹽水為宜。**

6. 當護理人員在協助**兒童插入鼻胃管程序中，量鼻胃管插入長度是由眉間至劍突的長度。**

7. 長期使用鼻胃管灌食重插鼻胃管時，應選用另一鼻孔插入。

※ 吞嚥困難的照護

1. 吞嚥困難採取姿勢：協助病人採取坐姿或高坐臥姿進食；進食後協助抬高床頭，避免吸入性肺炎。

2. 吞嚥困難進食方式：食物應切成小塊狀，以利咀嚼及吞嚥；進食中不要催促，提供足夠的時間進食；若以湯匙舀食物，每次只裝 1/3 匙以利吞嚥。

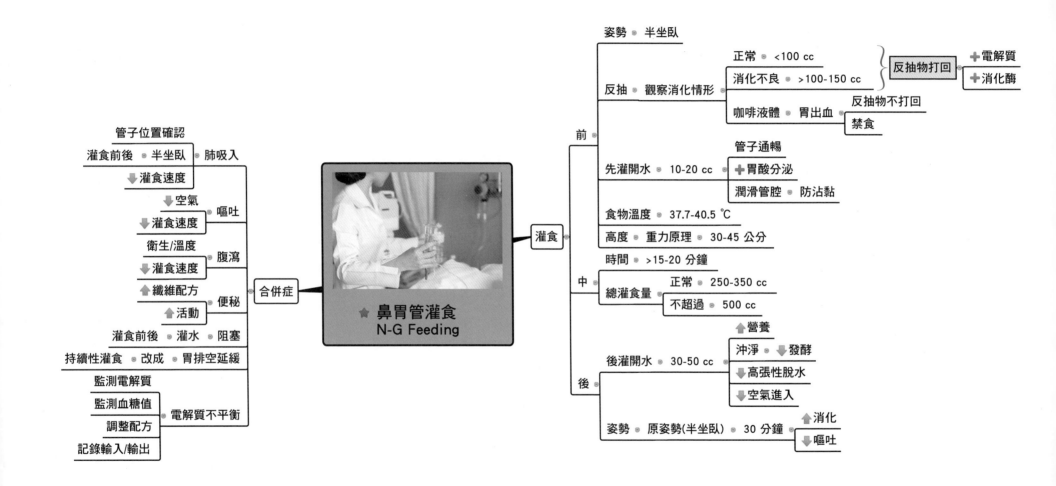

★ 鼻胃管灌食 N-G Feeding

姿勢 • 半坐臥

反抽 • 觀察消化情形
- 正常 • <100 cc
- 消化不良 • >100-150 cc
- 咖啡液體 • 胃出血
  - ｝反抽物打回 ➕電解質 ➕消化酶
  - 反抽物不打回 禁食

先灌開水 • 10-20 cc
- 管子通暢 ➕胃酸分泌
- 潤滑管腔 • 防沾黏

食物溫度 • 37.7-40.5 ℃

高度 • 重力原理 • 30-45 公分

時間 • >15-20 分鐘

總灌食量
- 正常 • 250-350 cc
- 不超過 • 500 cc

後灌開水 • 30-50 cc
- ⬆營養
- 沖淨 • ⬇發酵
- ⬇高張性脫水
- ⬇空氣進入

姿勢 • 原姿勢(半坐臥) • 30 分鐘
- ⬆消化
- ⬇嘔吐

前

中

後

灌食

合併症

管子位置確認
灌食前後 • 半坐臥 • 肺吸入
⬇灌食速度

⬇空氣
⬇灌食速度 • 嘔吐

衛生/溫度
⬇灌食速度 • 腹瀉

⬆纖維配方
⬆活動 • 便秘

灌食前後 • 灌水 • 阻塞
持續性灌食 • 改成 • 胃排空延緩

監測電解質
監測血糖值
調整配方 • 電解質不平衡
記錄輸入/輸出

▶▶重點整理	**12-7　鼻胃管灌食**

1. **正確灌食的操作：**

   (1) 灌食前先抬高床頭 45~60 度，反抽胃內容物，檢查導管的位置是否正確，**若超過 100~150 c.c. 或前次灌食量之一半，則暫緩灌食，目的在預防吸入性肺炎及嘔吐。**

   (2) 控制飲食溫度：37.8~40.5℃。

   (3) 灌食前後，皆應灌入少量溫開水。灌完食物後，再灌入 20~30 c.c. 的開水，其目的是清除鼻胃管內的食物。

   (4) 灌食高度：**液面與胃距離 30~45 cm。**

   (5) 每次灌食量：250~300 c.c.，不超過 550 c.c.。

   (6) 灌食時，必須避免讓空氣進入，以防腹脹發生。

   (7) **每次灌食時間：15~20 分鐘。**

   (8) 需要注意管灌飲食與器具的清潔維護。

   (9) **灌食後仍維持半坐臥姿勢或抬高床頭約 30 分鐘。**

2. 鼻胃管灌食前，反抽胃內容物若反抽出的是胃液，應將抽出之胃液推回胃中，再開始灌食。

3. 若鼻胃管插入後立即進行灌食，易造成病人嘔吐。

4. 預防鼻胃管灌食時造成吸入性肺炎方法有：協助病人採高坐臥式或坐姿；灌食時間不可少於 15~20 分鐘；灌食前反抽胃液以確定鼻胃管在胃內。

5. 護理人員灌食前反抽病人的鼻胃管，發現有 30 c.c. 胃殘餘物，應將殘餘物 30 c.c. 再灌入，繼續灌食。

6. 病人於鼻胃管灌食後產生腹瀉，其可能的原因為灌注速度太快及有乳糖不耐症的情形。

7. **連續性胃灌食之適當灌注速度為 40~50 c.c. ／小時。**

8. 為了降低不當管灌造成病人的嘔吐，可於鼻胃管插入後，先讓病人休息 20 分鐘再灌食；當遇腸道耐受性低的病人，可考慮使用連續管灌法；維持穩定的每分鐘 50 c.c. 灌食速度；灌食後 30 分鐘內維持抬高床頭至少 30 度。

9. 當病人長期使用鼻胃管灌食，近兩日出現腹瀉狀況，可建議先將灌食食物的濃度稍作稀釋。

10. **每日鼻胃管護理：需更換黏貼透氣膠布；清潔鼻部皮膚及鼻腔；給予口腔護理。**

11. 拔除鼻胃管宜協助病人採取高坐臥姿勢，以避免拔管時液體流入氣管。

12. 長期接受管灌飲食病人：應以日常飲食內容回顧記錄計算平均熱量是否足夠；注意**氮平衡 (Nitrogen Balance) 以測量蛋白質的同化或異化作用**；牙齦、口腔黏膜狀況可以篩檢出營養不良表徵。

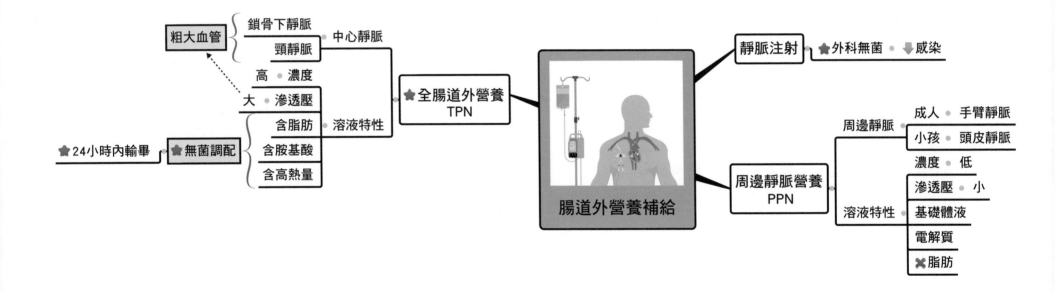

▶▶重點整理 | **12-8　腸道外營養補給**

1. 全腸道外營養 (Total Parenteral Nutrition; TPN) 的護理：應定期監測**血糖及電解質檢驗報告**；需依醫院政策定期給予中心靜脈導管換藥；**不經此管徑給予任何藥物**。

2. 在提供病人全腸道外營養時，為了避免感染，執行注射時應遵守**外科無菌技術**。

3. 全腸道外營養方式供給營養，需要**每 24 小時更換注射管路**的主要目的是**預防感染**。

4. 若突然完全停止全腸道外營養給液，**病人容易產生低血糖症狀**；可以輸液幫浦 (Infusion Pump) 維持穩定輸注速度。

5. 全腸道外營養的合併症：空氣栓塞、敗血症、高血糖或高血鉀。

6. 全腸道外營養溶液瓶口應採雙重消毒，預防感染。

7. 病人因嚴重營養不良需經由全腸道外營養補充其營養，可採中心靜脈法。

8. 周邊靜脈營養法及中央靜脈注射營養法，皆屬於腸道外營養法。

9. 若是經由周邊靜脈給予的腸道外營養，則無法長期提供充足的熱量。

● Memo

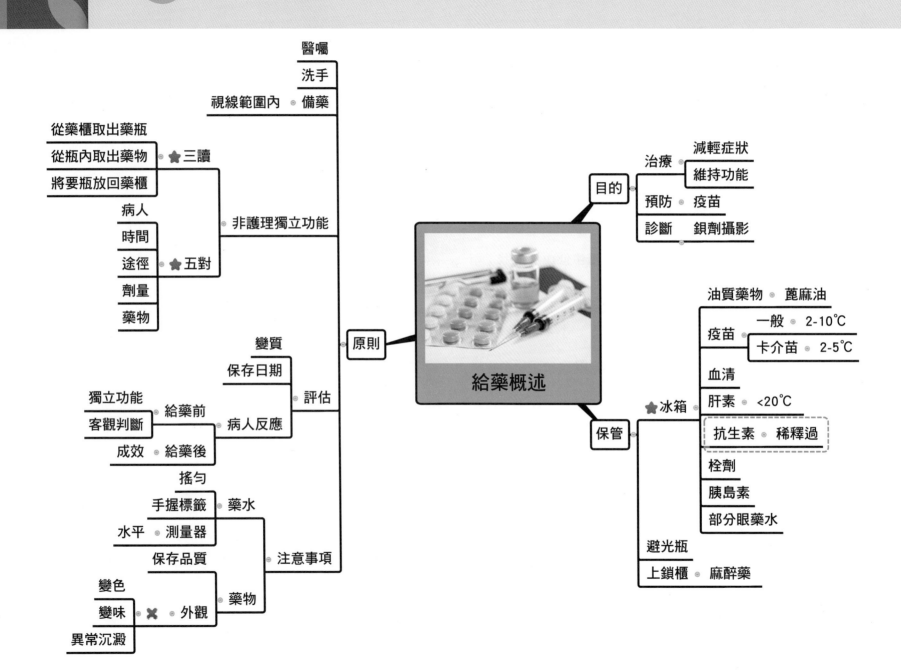

給藥概述

目的
- 治療
  - 減輕症狀
  - 維持功能
- 預防 ◦ 疫苗
- 診斷 ◦ 鋇劑攝影

原則
- 備藥
  - 醫囑
  - 洗手
  - 視線範圍內
- 非護理獨立功能
  - ★三讀
    - 從藥櫃取出藥瓶
    - 從瓶內取出藥物
    - 將要瓶放回藥櫃
  - ★五對
    - 病人
    - 時間
    - 途徑
    - 劑量
    - 藥物
- 評估
  - 變質
    - 保存日期
  - 病人反應
- 注意事項
  - 給藥前
    - 獨立功能
    - 客觀判斷
  - 給藥後 ◦ 成效
  - 藥水
    - 搖勻
    - 手握標籤
    - 測量器 ◦ 水平
  - 藥物
    - 保存品質
    - 外觀 ✖
      - 變色
      - 變味
      - 異常沉澱

保管
- ★冰箱
  - 油質藥物 ◦ 蓖麻油
  - 疫苗
    - 一般 ◦ 2-10℃
    - 卡介苗 ◦ 2-5℃
  - 血清
  - 肝素 ◦ <20℃
  - 抗生素 ◦ 稀釋過
  - 栓劑
  - 胰島素
  - 部分眼藥水
- 避光瓶
- 上鎖櫃 ◦ 麻醉藥

▶▶重點整理 | 13-1 給藥概述

1. 護理人員正確給藥的職責：包括與醫師討論存疑的醫囑、評值藥物之作用與觀察副作用、未澄清的醫囑拒絕給藥。

2. 給藥系統的單一劑量系統，可減少病房藥物庫存量及教導病人自行給藥，增加自我照顧能力。

3. **「給藥三讀」是取出藥瓶或藥袋時讀藥物標籤一次；倒出藥物前讀藥物標籤一次；將藥瓶或藥袋放回時讀藥物標籤一次。**

4. 「給藥三讀五對」中的**「五對」**包含：**病人對、劑量對、藥物對、途徑對、時間對**。其中「病人對」須核對的項目有病室號碼、床號及病人姓名。

5. 疫苗、栓劑、肝素需放置於冰箱保存。一般疫苗保存溫度為2~10℃。

6. 耳藥水一般不需放冰箱貯存，主要是因藥水溫度與體溫相差太大時，容易造成病人**短暫性眩暈**。

● Memo

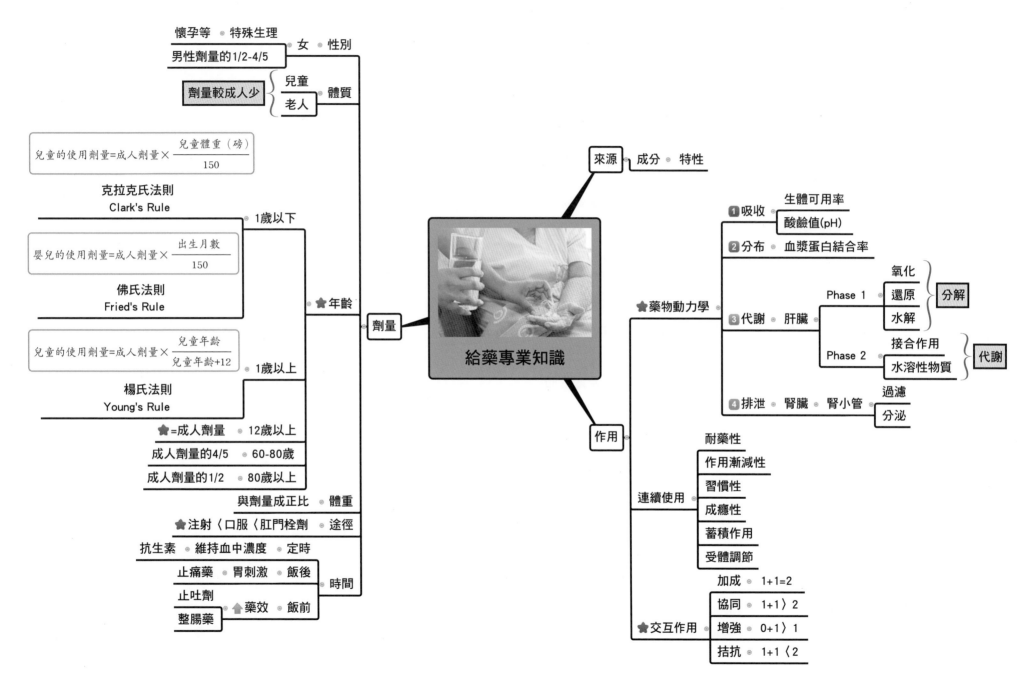

懷孕等 ● 特殊生理

男性劑量的1/2-4/5 ● 女 ● 性別

劑量較成人少 { 兒童 / 老人 } ● 體質

兒童的使用劑量=成人劑量× $\dfrac{兒童體重（磅）}{150}$

克拉克氏法則 Clark's Rule

嬰兒的使用劑量=成人劑量× $\dfrac{出生月數}{150}$

佛氏法則 Fried's Rule

兒童的使用劑量=成人劑量× $\dfrac{兒童年齡}{兒童年齡+12}$

楊氏法則 Young's Rule

1歲以下

★年齡

1歲以上

★=成人劑量 ● 12歲以上

成人劑量的4/5 ● 60-80歲

成人劑量的1/2 ● 80歲以上

與劑量成正比 ● 體重

★注射〈口服〈肛門栓劑 ● 途徑

抗生素 ● 維持血中濃度 ● 定時

止痛藥 ● 胃刺激 ● 飯後

止吐劑

整腸藥

↑藥效 ● 飯前

● 時間

● 劑量

給藥專業知識

來源 ● 成分 ● 特性

★藥物動力學

① 吸收 ● 生體可用率 / 酸鹼值(pH)

② 分布 ● 血漿蛋白結合率

③ 代謝 ● 肝臟

Phase 1 ● 氧化 / 還原 / 水解 } 分解

Phase 2 ● 接合作用 / 水溶性物質 } 代謝

④ 排泄 ● 腎臟 ● 腎小管 ● 過濾 / 分泌

作用

連續使用 ●

耐藥性

作用漸減性

習慣性

成癮性

蓄積作用

受體調節

★交互作用

加成 ● 1+1=2

協同 ● 1+1〉2

增強 ● 0+1〉1

拮抗 ● 1+1〈2

13-2　給藥專業知識

1. 藥物治療的正確觀念：藥物劑量愈大，毒性作用相對增加；藥物劑量太少，難達預期療效；一種藥物可有多種治療作用。

2. 病人服用某藥一段時間後，需要增加劑量才能達到其原先效果，此現象表示病人對此藥物產生耐受性。

3. 同時使用藥效不同的兩種藥物，可相互增加其原來之作用，稱為協同作用 (Synergism)。

4. 同一種藥物在不同給藥途徑中，使用劑量依序為：**靜脈注射＜肌肉注射＜皮下注射＜口服給藥＜直腸栓劑。**

5. 靜脈注射的劑量因不需經過肝臟代謝，故所需的劑量較口服為低。

6. **依藥物作用速度由快至慢之排列順序為：靜脈注射＞肌肉注射＞皮下注射，但油性藥劑不宜採用靜脈注射。**

7. 依醫囑給予病人靜脈注射止吐劑，一般給藥時間為飯前 30 分鐘。

8. 促進食慾的藥物，應於飯前 (a.c.) 給予。

9. 非類固醇抗發炎類藥物，不宜空腹時或飯前給藥。

10. 阿斯匹靈 supp.、硝化甘油劑 tab. S.L.、四環黴素 oint O.D. 藥物皆經由黏膜吸收。

11. 藥物與食物服用禁忌之說明：茶水與鐵劑一起服用，會形成鞣酸鐵之沉澱物；牛奶會抑制瀉劑 Dulcolax 之吸收；酒精會促進抗組織胺對中樞神經之抑制作用；菠菜會降低抗凝血劑 Warfarin 之藥效。

12. Warfarin 不宜與含維生素 K 的食物同時服用，主要原因會降低 Warfarin 藥效，故避免攝取深綠色蔬菜。注射時，盡量選用較細的針頭；注射後需加強加壓注射部位。需教導病人認識出血徵兆以利自我觀察及警覺。

13. 長期服用 Furosemide (Lasix)、Warfarin 的病人，其飲食衛教為：高鉀及限維生素 K 攝取。

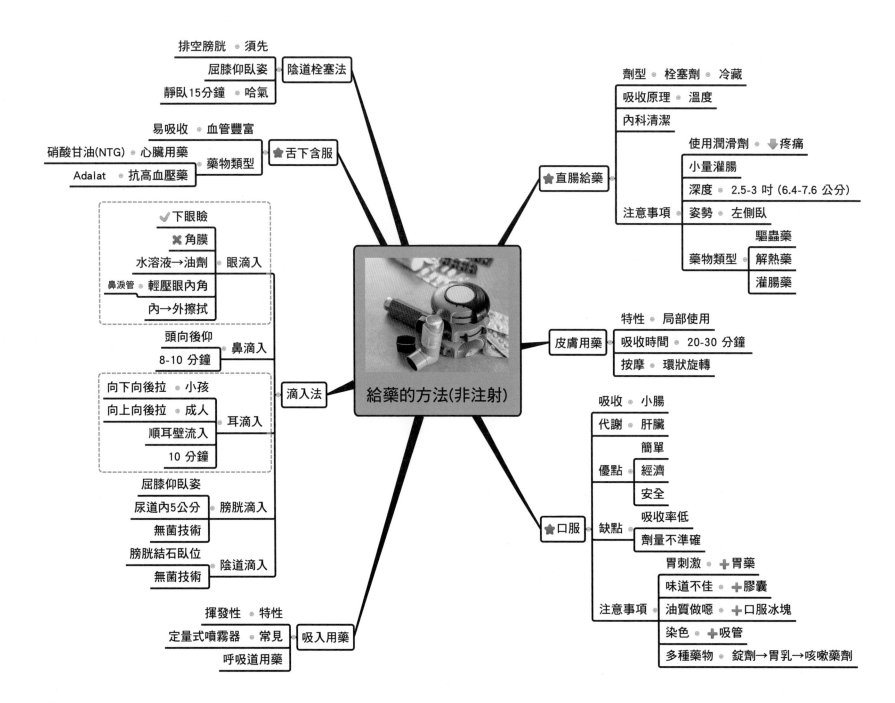

排空膀胱 ● 須先
屈膝仰臥姿
靜臥15分鐘 ● 哈氣 ─── 陰道栓塞法

劑型 ● 栓塞劑 ● 冷藏
吸收原理 ● 溫度
內科清潔

易吸收 ● 血管豐富
硝酸甘油(NTG) ● 心臟用藥 ─── ★ 舌下含服
Adalat ● 抗高血壓藥 ─── 藥物類型

使用潤滑劑 ● ⬇疼痛
小量灌腸
深度 ● 2.5-3 吋 (6.4-7.6 公分) ─── ★ 直腸給藥
注意事項 ● 姿勢 ● 左側臥

驅蟲藥
藥物類型 ● 解熱藥
灌腸藥

✔ 下眼瞼
✖ 角膜
水溶液→油劑 ● 眼滴入
鼻淚管 ● 輕壓眼內角
內→外擦拭

頭向後仰
8-10 分鐘 ● 鼻滴入

向下向後拉 ● 小孩
向上向後拉 ● 成人 ─── 耳滴入
順耳壁流入
10 分鐘 ─── 滴入法

特性 ● 局部使用
吸收時間 ● 20-30 分鐘 ─── 皮膚用藥
按摩 ● 環狀旋轉

屈膝仰臥姿
尿道內5公分 ● 膀胱滴入
無菌技術
膀胱結石臥位
無菌技術 ─── 陰道滴入

吸收 ● 小腸
代謝 ● 肝臟
簡單
優點 ● 經濟
安全 ─── ★ 口服
缺點 ● 吸收率低
劑量不準確

揮發性 ● 特性
定量式噴霧器 ● 常見 ─── 吸入用藥
呼吸道用藥

胃刺激 ● ➕胃藥
味道不佳 ● ➕膠囊
注意事項 ● 油質作嘔 ● ➕口服冰塊
染色 ● ➕吸管
多種藥物 ● 錠劑→胃乳→咳嗽藥劑

給藥的方法(非注射)

▶▶ 重點整理　　13-3　給藥的方法（非注射）

※ 舌下含服

1. 舌下含服法給藥，將藥物放於舌下之主要目的為由黏膜處快速吸收。

2. 醫囑「Nitroglycerin (NTG) 0.6 mg/tab 1 # S.L. St.」是立即予 1 顆 NTG 舌下含服。

※ 口服

1. 口服給藥為最簡單、最方便的給藥法，但胃酸會破壞某些藥物，導致藥效無法發揮。

2. 口服藥物時，應協助病人採坐姿或半坐臥式。

3. 病人若同時須服用多種類藥物，其服用順序為：**錠劑→胃乳→咳嗽藥劑**較適宜。

4. 毛地黃在給藥前，需先測量病人的**心尖脈之脈搏速率 1 分鐘**。當測量數值低於 **60 次／分**，則暫時停用。

5. 準備水劑口服藥的技巧：倒出藥水前檢查藥物有無變質，並將藥水搖勻；倒藥液時，手握住藥瓶標籤處，以免藥水沾汙標籤；藥杯刻度與眼睛視線呈水平；倒完藥液後藥物瓶口應以衛生紙由上往下擦拭；告知病人服用後暫勿喝水，以維持藥效。

6. 口服藥物指導原則：油類藥物可冰冷後服用，亦可配合果汁，去除味道；抗生素可飲用大量開水以利吸收，並確實遵守服藥間隔時間；碘劑可加水稀釋後用吸管吸取藥物；服用鐵劑時，應用吸管以防牙齒著色；為加速藥效作用，鎮靜劑可與溫牛奶一起服用；驅蟲劑於飯前服用效果較佳。

7. 改善服用味道不佳藥物的方法，可採冷卻藥物、先含冰塊或裝入膠囊。

8. Prednisolone 需於餐後立即服用，以免刺激胃黏膜。

9. 持續嘔吐病人不適用口服給藥法。

※ 滴入法

1. 滴入法是將液狀藥物滴入，主要經由黏膜吸收。

2. 當病人需同時使用兩種眼滴藥時，**應先滴水劑再滴油劑**。

3. 在使用眼藥後感覺藥物流入口鼻，可能是未按住鼻淚管。

4. 眼滴入法執行時，應以棉球由眼內眥往外擦拭分泌物。

5. 眼滴入法以無菌技術執行，滴在**眼結膜下穹窿處**。

6. 成人耳滴藥執行前，應先評估耳道情形；請病人躺向健側患耳朝上；**耳翼向上向後拉**；藥液由外耳道順耳壁流入。

7. 耳滴入時，**3 歲以下幼兒需將耳垂向後往下拉**，再將藥物滴入。

8. 滴耳藥時須保持藥液與體溫溫度相同，目的是預防暫時性眩暈。

9. 鼻滴入法採頭向後仰的姿勢，將藥物滴入鼻孔。

※ 肛門栓塞法

1. 當醫囑開立 Acetaminophen 1# Supp St.，病人宜採左側臥式；將藥物塞入肛門內，深度應為 2.5~3 吋（約 6.4~7.6 公分）；為避免給藥前造成疼痛，可以在塞劑前塗上少量潤滑劑；若腸道有糞團，應先執行小量灌腸將糞便清除。

2. 執行肛門栓塞法給藥，應塞入藥物後，協助以衛生紙壓住肛門。

3. 醫囑「Bisacodyl (Dulcolax)10 mg/supp 1# Supp stat」：給藥前予腹部評估；給藥時協助病人採取左側臥；藥物推入後請病人保持原姿勢 15 分鐘。

4. 使用直腸栓劑去除糞便阻塞時，**宜於飯前 30 分鐘塞入**。

※ 貼片外用

1. 使用 Fentanyl 止痛貼片之護理措施：需貼在身體平坦少毛髮處，如大腿、胸、背、或上手臂；貼片貼上皮膚時以手掌緊壓 30 秒；衛教病人避免泡熱水澡。

● Memo

Memo

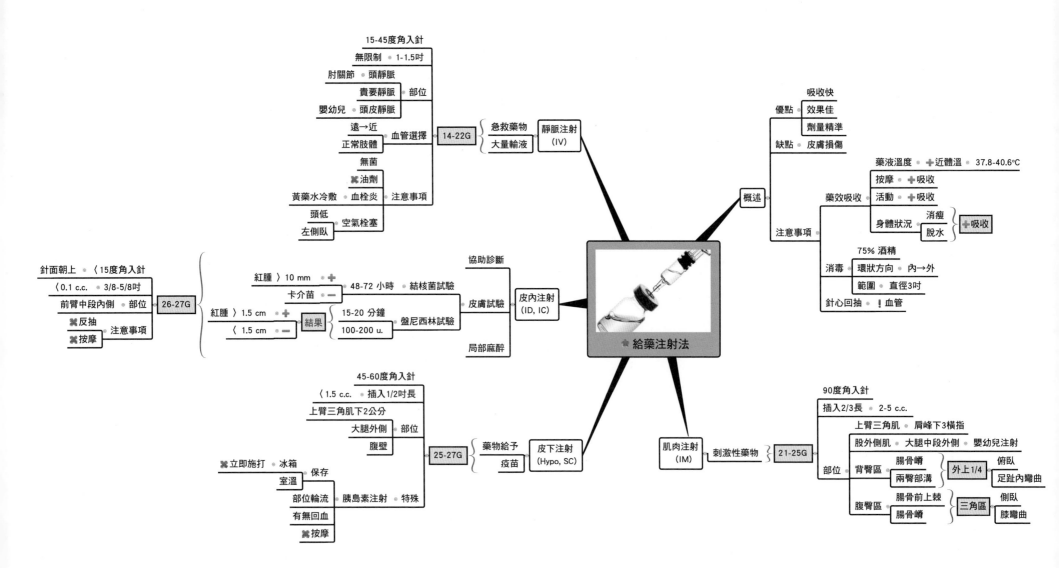

靜脈注射 (IV)
- 15-45度角入針
- 無限制 • 1-1.5吋
- 肘關節 • 頭靜脈
- 貴要靜脈 • 部位
- 嬰幼兒 • 頭皮靜脈
- 遠→近
- 正常肢體 • 血管選擇 • 14-22G
- 急救藥物
- 大量輸液
- 注意事項:
  - 無菌
  - ✖ 油劑
  - 黃藥水冷敷 • 血栓炎
  - 頭低
  - 左側臥 • 空氣栓塞

皮內注射 (ID, IC)
- 針面朝上 • 〈15度角入針
- 〈0.1 c.c. • 3/8-5/8吋
- 前臂中段內側 • 部位 • 26-27G
- 注意事項:
  - ✖反抽
  - ✖按摩
- 紅腫 〉10 mm • ＋
- 卡介苗 • －
- 48-72 小時 • 結核菌試驗
- 結果:
  - 紅腫 〉1.5 cm • ＋
  - 〈 1.5 cm • －
- 15-20 分鐘
- 100-200 u. • 盤尼西林試驗
- 協助診斷
- 皮膚試驗
- 局部麻醉

概述
- 優點: 吸收快 / 效果佳 / 劑量精準
- 缺點: 皮膚損傷
- 注意事項:
  - 藥效吸收:
    - 藥液溫度 ＋ 近體溫 • 37.8-40.6℃
    - 按摩 ＋ 吸收
    - 活動 ＋ 吸收
    - 身體狀況: 消瘦 / 脫水 ＋ 吸收
  - 消毒: 75% 酒精 / 環狀方向 內→外 / 範圍 直徑3吋
  - 針心回抽 ！血管

皮下注射 (Hypo, SC)
- 45-60度角入針
- 〈1.5 c.c. • 插入1/2吋長
- 上臂三角肌下2公分
- 大腿外側 • 部位
- 腹壁 • 25-27G
- 藥物給予
- 疫苗
- ✖立即施打 • 冰箱 • 保存
- 室溫
- 部位輪流 • 胰島素注射 • 特殊
- 有無回血
- ✖按摩

肌肉注射 (IM)
- 90度角入針
- 插入2/3長 • 2-5 c.c.
- 上臂三角肌 • 肩峰下3橫指
- 股外側肌 • 大腿中段外側 • 嬰幼兒注射
- 刺激性藥物 • 21-25G
- 部位:
  - 背臀區: 腸骨嵴 / 兩臀部溝 • 外上1/4 • 俯臥 / 足趾內彎曲
  - 腹臀區: 腸骨前上棘 / 腸骨嵴 • 三角區 • 側臥 / 膝彎曲

給藥注射法

▶▶重點整理 | **13-4　給藥注射法**

1. 注射時可以減少疼痛不適的方法：注射時迅速插入，緩慢推送藥物，注畢快速拔出針頭。

2. 一般成人注射時，注射臀肌時採俯臥，髖關節內旋可以減輕疼痛及不適。

3. 止痛劑注射後，按摩注射部位以促進藥物吸收。

4. 準備注射藥物的做法應將適量稀釋液注入已消毒之藥瓶內，並抽出等量之空氣；藥物抽畢後，將注射筒朝上直立，回抽針心，再排出空氣；將注射筒針頭套套好，並綁上小藥牌備用。

5. 臨床上注射或抽血使用完之空針，最適宜的處理方法不要套回針套，立刻丟棄到針頭收集盒。

※ 注射給藥途徑

1. 肌肉注射：

(1) 常見執行肌肉注射的部位，包括：膝關節與股骨大粗隆間之中段 1/3 處；腸骨後上棘及股骨大粗隆間連線外上方處；肩峰突起下三橫指處。其最適宜的注射量為 2~5 c.c.。

(2) 執行肌肉注射時，應以 75% 酒精，由注射部位環形向外消毒皮膚 3 吋；繃緊注射部位皮膚，以 90 度方向迅速下針；注射完藥液，取酒精棉球輕按注射處，並快速拔出針頭。

(3) 採背臀區執行肌肉注射，宜注意觀察是否傷及坐骨神經。

(4) 對長期營養不良、四肢異常消瘦的病人執行肌肉注射時，最適合臀部之腹臀肌。

(5) 預留氣泡法注射可減少皮下組織的傷害。

(6) 嬰兒給予肌肉注射時，最理想的注射部位為**股外側肌，亦指股骨大粗隆與膝關節間，其中段 1/3 處**。

(7) 施行腹臀區肌肉注射，為減輕病人注射時之焦慮不適，宜採用側臥、膝蓋屈曲的臥姿。

2. 皮下注射：

(1) 皮下注射原理是皮下組織是介於真皮層及肌肉組織之間，以慢慢吸收達療效。

(2) 皮下注射時的注射角度會受使用之注射針頭所影響。

(3) 皮下注射之注意事項：注射量以不超過 1.5 c.c. 為宜；使用 5/8 吋針頭時，採 45 度下針。

(4) 肝素 (Heparin) 最常使用的注射部位是**肋緣下至腸骨嵴間的腹壁；注射後不反抽也不按摩**，以避免血腫；需採輪流注射部位；注射刺激性藥物，應捏起局部皮膚；需監測 Activated Partial Thromboplastin Time (aPTT)；拮抗劑 Protamine Sulfate；不會通過胎盤。

(5) 皮下注射 RI 後，勿按摩注射部位以免加速胰島素吸收，導致血糖急速下降。

(6) 胰島素注射是採用皮下注射，每次都應更換注射部位；胰島素保存於室溫即可；角度及深度為 90 度下針，針頭完全插入。

(7) 胰島素注射適合注射的部位是上臂中段外側。

3. 皮內注射：

(1) 護理人員依醫囑給予病人盤尼西林皮膚試驗，其重點為：正確注射途徑為皮內注射；常用部位為前臂中段內側；以 75% Alcohol 由內往外，環狀消毒，直徑 3 吋，針頭與皮膚不超過 15 度，並將其針頭斜面完全插入真皮內；無須反抽針心；注射濃度為 1,000 ～ 2,000 單位／ c.c.，其注射劑量為 100~200 單

位，其注射量不超過 0.1 c.c.；注射後 15~20 分鐘觀察反應結果；過敏反應常用之急救藥物為 1/1,000 腎上腺素 (Epinephrine)。

(2) 結核菌素試驗 (P.P.D. Test) 目的是檢驗體內是否有結核菌的抗體，注入藥物劑量為 0.1 c.c.；硬結直徑 ≧ 10 mm 為陽性反應；臨床上注射**結核菌素試驗**後，其觀察反應的時間是 48~72 小時。

※ 常見藥物劑量計算

1. 依醫囑需給予 Gentamicin 60 mg IV drip，現有 Gentamicin 80 mg/2 c.c.，需抽取 1.5 c.c.。

2. 醫囑開立「Profenid 30 mg I.M. p.r.n.」(Profenid 50 mg/6 c.c./vial)，應抽取 3.6 c.c.。

3. 醫囑為 Cephamezin 250 mg IV q.6h.（Cephamezin 1g/vial 粉劑），以蒸餾水稀釋粉劑成總量 4 c.c. 後，要抽出 1 c.c. 才符合注射劑量依克拉克氏法則計算，若嬰兒體重 15 磅，則其藥量約為成人的 1/10。

   提示：克拉克氏法則 (Clark's Rule)：兒童安全劑量範圍＝成人劑量 × $\dfrac{兒童體重（磅）}{150}$

   （註：1 公斤＝ 2.205 磅）

4. 成人使用 Gentamicin 單次劑量為 80 mg，現有一名 7 個月大男嬰體重 8 公斤（17.6 磅），依克拉克法則 (Clark's Rule) 計算此男嬰單次注射 Gentamicin 的劑量，應是 9.4 mg。

5. 李小妹，體重 7 公斤，醫囑給予「Gentamicin I.V. drip q.8h.」，此藥物單次成人劑量為 70 mg。依克拉克氏法則，李小妹單次用藥的劑量是 7.20 mg。

6. 成人注射 Ampicillin 單次劑量為 220 mg，若一 10 歲兒童體重 32 公斤，依楊氏法則 (Young's Rule) 計算，其單次注射劑量應是 100 mg。

   提示：楊氏法則 (Young's Rule)：兒童安全劑量範圍＝成人劑量 × $\dfrac{兒童年齡}{兒童年齡 +12}$

Memo

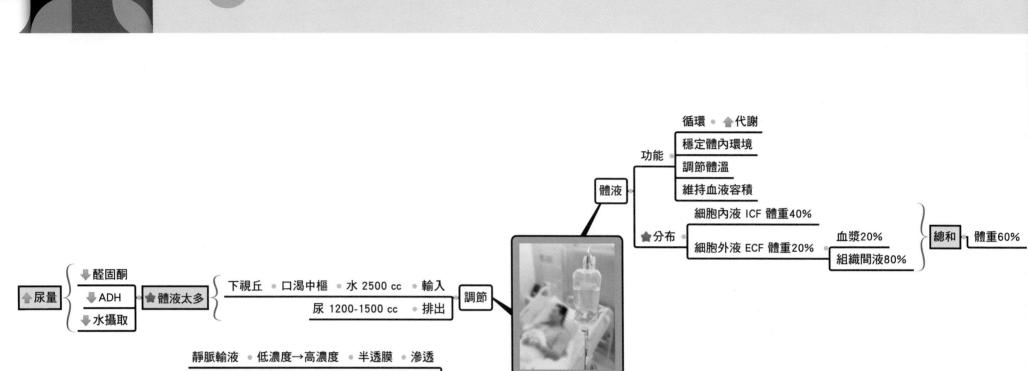

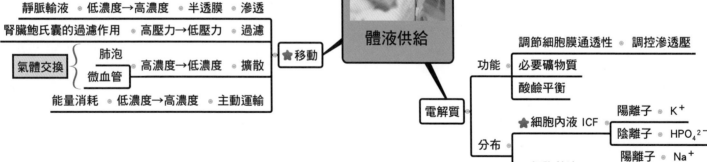

循環 ● ⬆代謝

穩定體內環境

功能
調節體溫

維持血液容積

細胞內液 ICF 體重40%

⭐分布
細胞外液 ECF 體重20%

血漿20%

組織間液80%

總和 ● 體重60%

體液

⬆尿量
⬇醛固酮
⬇ADH
⬇水攝取
⭐體液太多

下視丘 ● 口渴中樞 ● 水 2500 cc ● 輸入

尿 1200-1500 cc ● 排出

調節

靜脈輸液 ● 低濃度→高濃度 ● 半透膜 ● 滲透

腎臟鮑氏囊的過濾作用 ● 高壓力→低壓力 ● 過濾

氣體交換
肺泡
● 高濃度→低濃度 ● 擴散
微血管

能量消耗 ● 低濃度→高濃度 ● 主動運輸

⭐移動

體液供給

功能
調節細胞膜通透性 ● 調控滲透壓

必要礦物質

酸鹼平衡

電解質

分布

⭐細胞內液 ICF
陽離子 ● K^+

陰離子 ● HPO_4^{2-}

⭐細胞外液 ECF
陽離子 ● Na^+

陰離子 ● Cl^-

▲ ADH 抗利尿激素

▶▶重點整理　14-1　體液供給

1. **人體血漿的正常滲透壓約為 275~295 mOsm/L。**

2. **細胞內液中最主要的陽離子為 K^+；陰離子為 PO_4^{3-}。**

3. **細胞外液中最主要的陽離子為 Na^+；陰離子為 HCO_3^-。**

4. 主動運輸是指物質消耗能量，由低濃度溶液移向高濃度溶液。鈉離子在腎小管的再吸收，是利用體液電解質移動的主動運輸機制。

5. 當細胞外液量過少時，身體的調節體液量為刺激 ADH 的釋放及刺激口渴中樞。

6. 部分電解質為體內必要之礦物質，為細胞新陳代謝所需要。

7. 電解質在身體各區間控制水的滲透度，亦可維持正常細胞活動之酸鹼平衡。

8. 正常人之腎臟在酸鹼平衡反應時之作用方式為：排泄 H^+ 及 NH_4^+，而保留 HCO_3^-。

9. 降低血漿蛋白質濃度，可造成水腫。

10. 呼吸作用、尿液形成作用、體內緩衝系統 (Buffer System) 與維持人體酸鹼平衡有關。

11. 留鹽激素 (Aldosterone) 由腎上腺皮質所分泌，又稱醛固酮，作用於腎臟的遠曲小館及集尿管，主要功用是促進留鈉排鉀，使鈉離子再吸收量增加，使水分移出腎小管進入血液，以增加血液體積。

● Memo

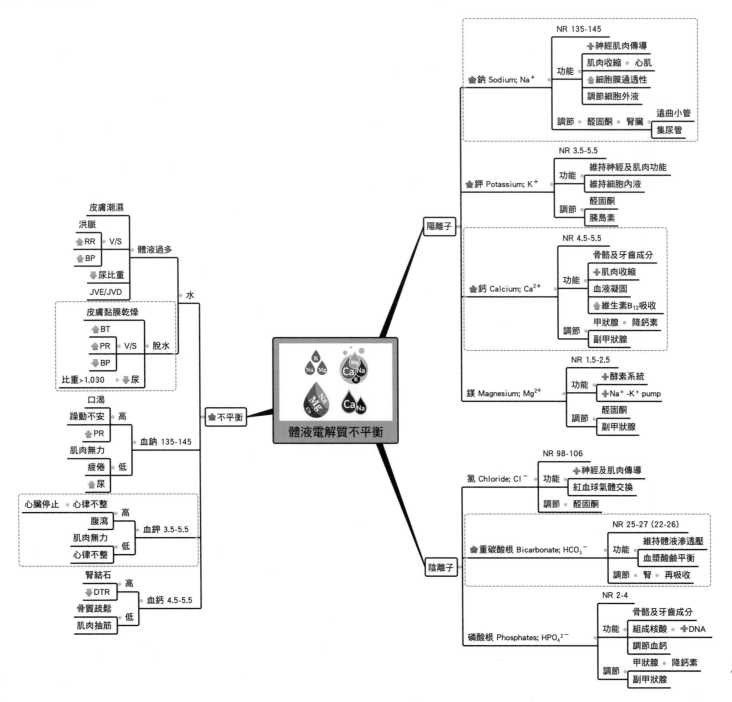

皮膚潮濕
洪脈
⬆RR ─ V/S ─ 體液過多
⬆BP
⬇尿比重
JVE/JVD
⬆BT
⬆PR ─ V/S ─ 脫水
⬇BP
比重>1.030 ● ⬇尿
皮膚黏膜乾燥

口渴
躁動不安 ● 高
⬆PR
肌肉無力 ─ 血鈉 135-145
疲倦 ● 低
⬆尿
心臟停止 ● 心律不整 ● 高
腹瀉 ─ 血鉀 3.5-5.5
肌肉無力 ● 低
心律不整
腎結石 ● 高
⬇DTR ─ 血鈣 4.5-5.5
骨質疏鬆 ● 低
肌肉抽筋

水

不平衡 ── 體液電解質不平衡

陽離子

NR 135-145
鈉 Sodium; Na⁺
功能
➕神經肌肉傳導
肌肉收縮 ● 心肌
⬆細胞膜通透性
調節細胞外液
調節 ● 醛固酮 ● 腎臟 ── 遠曲小管 / 集尿管

NR 3.5-5.5
鉀 Potassium; K⁺
功能
維持神經及肌肉功能
維持細胞內液
調節
醛固酮
胰島素

NR 4.5-5.5
鈣 Calcium; Ca²⁺
功能
骨骼及牙齒成分
➕肌肉收縮
血液凝固
⬆維生素B₁₂吸收
調節
甲狀腺 ● 降鈣素
副甲狀腺

NR 1.5-2.5
鎂 Magnesium; Mg²⁺
功能
➕酵素系統
➕Na⁺-K⁺ pump
調節
醛固酮
副甲狀腺

陰離子

NR 98-106
氯 Chloride; Cl⁻
功能
➕神經及肌肉傳導
紅血球氣體交換
調節 ● 醛固酮

NR 25-27 (22-26)
重碳酸根 Bicarbonate; HCO₃⁻
功能
維持體液滲透壓
血漿酸鹼平衡
調節 ● 腎 ● 再吸收

NR 2-4
磷酸根 Phosphates; HPO₄²⁻
功能
骨骼及牙齒成分
組成核酸 ● ➕DNA
調節血鈣
調節
甲狀腺 ● 降鈣素
副甲狀腺

▲ 縮寫請見「閱讀指引」

▶▶重點整理　14-2　體液電解質不平衡

1. 體液容積缺失及過多之症狀徵象與護理

類型	症狀徵象	護理
體液容積缺失（脫水）	血壓下降、脈搏變快、體溫上升、嘴唇乾、手背皮膚乾皺、24 小時總尿量減少、尿比重上升、血清 Na^+ 上升、血色素及血比容上升、血清滲透壓升高、靜脈充盈時間延長	監測 I/O、持續監測生命徵象、必要時監測意識變化、輸液治療
體液容積過多（水腫）	呼吸短促、呼吸困難、粉紅泡沫痰、呼吸有囉音、脈搏快而弱、四肢腫脹、尿量增加、尿比重下降、血清 Na^+ 下降、出現第三心音、頸靜脈怒張、CVP 上升、血紅素與血比容比值下降	監測 I/O、持續監測生命徵象、監測體重的變化、調整飲食內容、藥物治療

2. 脫水 (Dehydration) 病人常見的臨床表現：生命徵象變化為體溫上升 (38℃)、脈搏弱且快（110 次／分）、呼吸速率增加、血壓下降；尿比重 >1.010、頸靜脈凹陷、皮膚乾、尿量少、血清鈉上升（可能 > 145 mEq/L）。

3. 正常人體血漿檢驗正常值：**pH 值為 7.35~7.45；鈉離子為 135~145 mEq/L；鉀離子 3.5~5.0 mEq/L**。

4. 正常人體水分及電解質的主要來源：包括每日飲水量、進食食物本身所含的水分、體內組織的新陳代謝。

5. 血中尿素氮增加，可能和病人脫水或水分不足有關。

6. 10% 葡萄糖溶液靜脈輸液過量時，容易引發細胞脫水及循環過度負荷的問題。

7. 病人長期腹瀉會造成**鈉、鉀、氯**等電解質過度流失。

8. **鉀離子**的功能：維持心肌活動力、協助維持體液的酸鹼平衡、維持神經肌肉的正常運作。

9. 低血鉀會出現肌肉軟弱、刺麻感、腸蠕動音減少、心電圖顯示 T 波倒立。

10. 醫囑給予 Lasix (Furosemide)1#(40 mg)b.i.d.，較最容易產生**低血鉀**的狀況。

11. 高血鉀和低血鉀的病人皆會出現的症狀或徵象：噁心、心律不整。

12. 若病人有長期嘔吐的現象，護理人員可預期其易出現**代謝性鹼中毒**。

13. 病人因低血鈉入院治療，其可能會出現之症狀及徵象為尿量增加、意識混亂、嗜睡；軟弱無力；食慾不振、噁心、嘔吐。

14. **白蛋白減少時，會造成血液中膠體滲透壓下降。**

15. 典型低血鈣的徵象包括：沃斯德克氏徵象 (Chvostek's Sign)、吞嚥困難、口唇周圍麻木、抽筋。

16. 病人在上手臂以壓脈帶綁住充氣後，出現手腕痙攣及手指屈曲，此現象最有可能是**鈣離子及鎂離子**不平衡所引起。

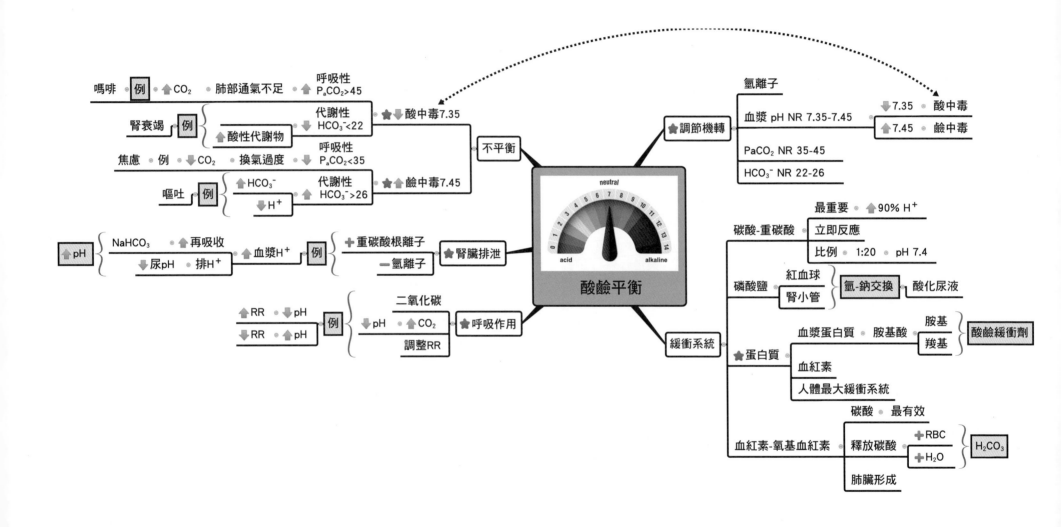

嗎啡 ‧ 例 ‧ ⬆CO_2 ‧ 肺部通氣不足 ‧ ⬆$P_aCO_2>45$ 呼吸性

腎衰竭 ‧ 例 ‧ 代謝性 ⬇$HCO_3^-<22$ / ⬆酸性代謝物

★⬇酸中毒 7.35

焦慮 ‧ 例 ‧ ⬇CO_2 ‧ 換氣過度 ‧ ⬇$P_aCO_2<35$ 呼吸性

嘔吐 ‧ 例 ‧ ⬆HCO_3^- / ⬇H^+ 代謝性 ⬆$HCO_3^->26$

★⬆鹼中毒 7.45

不平衡

⬆pH ‧ $NaHCO_3$ ‧ ⬆再吸收 / ⬇尿pH ‧ 排H^+ ‧ ⬆血漿H^+ ‧ 例 ‧ ＋重碳酸根離子 / －氫離子

★腎臟排泄

⬆RR ‧ ⬇pH / ⬇RR ‧ ⬆pH ‧ 例 ‧ 二氧化碳 ⬇pH ‧ ⬆CO_2 / 調整RR

★呼吸作用

酸鹼平衡

調節機轉

氫離子

血漿 pH NR 7.35-7.45 ⬇7.35 ‧ 酸中毒 / ⬆7.45 ‧ 鹼中毒

$PaCO_2$ NR 35-45

HCO_3^- NR 22-26

緩衝系統

碳酸-重碳酸 最重要 ‧ ⬆90% H^+ / 立即反應 / 比例 ‧ 1:20 ‧ pH 7.4

磷酸鹽 紅血球 / 腎小管 氫-鈉交換 ‧ 酸化尿液

★蛋白質 血漿蛋白質 ‧ 胺基酸 胺基 / 羧基 酸鹼緩衝劑 / 血紅素 / 人體最大緩衝系統

血紅素-氧基血紅素 碳酸 ‧ 最有效 / 釋放碳酸 ＋RBC / ＋H_2O H_2CO_3 / 肺臟形成

▲ 縮寫請見「閱讀指引」

▶▶ 重點整理　14-3　酸鹼平衡

1. 人體酸鹼緩衝系統，包括：

    (1) **蛋白質為血漿中含量最多的緩衝系統。**

    (2) 化學緩衝系統可以對過酸或過鹼做立即的反應。

    (3) 肺臟可以藉著改變呼吸速率和深度來調節碳酸的濃度（肺臟排出 CO_2 可以調節體液的酸鹼值）。

    (4) 腎臟能調節重碳酸離子和氫離子（腎小管吸收 HCO_3^- 來排除 H^+ 維持酸鹼平衡）。

    (5) **重碳酸鹽緩衝系統則為細胞外液最重要的緩衝系統。**

2. 當體內二氧化碳分壓 $(PaCO_2)$ 濃度高於正常範圍時，身體的調節機制會產生血碳酸值上升及呼吸加快及深的變化。

3. 病童因腸病毒住院治療，當出現食慾不振且嘔吐情形嚴重，易造成**代謝性鹼中毒**。

4. 腎衰竭病人產生的酸鹼不平衡，是屬於**代謝性酸中毒**。

5. 病人因胃癌轉移至骨骼，以 Fentanyl 貼片 50 μg，及 Morphine10 mg IVF q.6h. p.r.n. 控制疼痛，**當其呼吸變慢且淺，表示病人可能發生呼吸性酸中毒。**

6. 當動脈血中之 pH = 7.6、HCO_3^- = 20 mEq/L、PCO_2 = 20 mmHg 時，最可能之情況為呼吸性鹼中毒。

● Memo

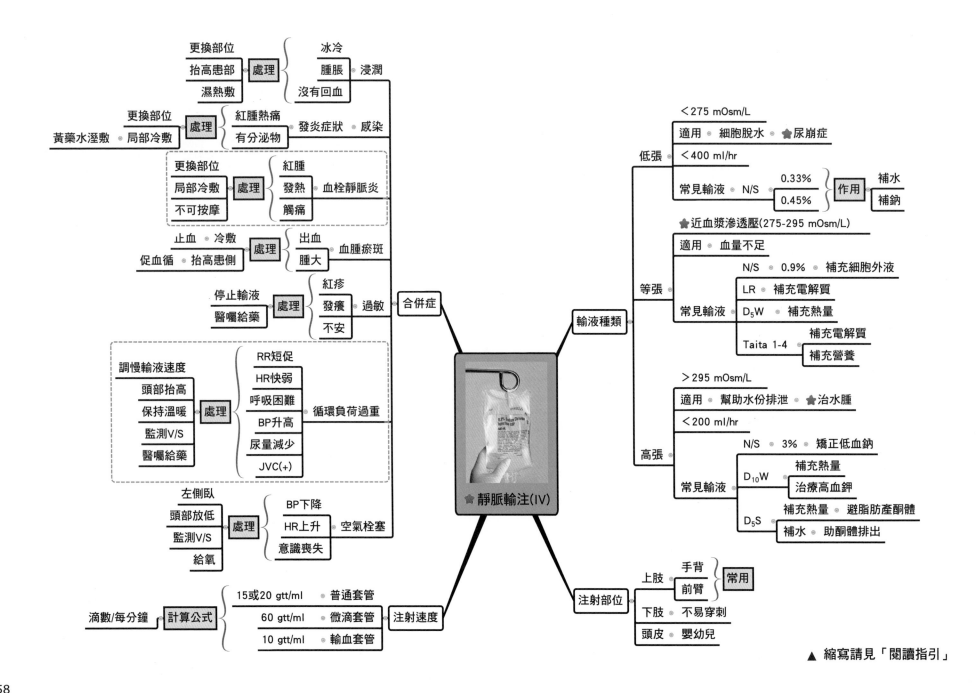

更換部位
抬高患部 — 處理 — 冰冷
濕熱敷 ┤ 腫脹 — 浸潤
沒有回血

更換部位 — 處理 — 紅腫熱痛
黃藥水溼敷 — 局部冷敷 ┤ 有分泌物 — 發炎症狀 — 感染

更換部位
局部冷敷 — 處理 — 紅腫
不可按摩 ┤ 發熱 — 血栓靜脈炎
觸痛

止血 — 冷敷 — 處理 — 出血
促血循 — 抬高患側 ┤ 腫大 — 血腫瘀斑

停止輸液 — 處理 — 紅疹
醫囑給藥 ┤ 發癢 — 過敏
不安

調慢輸液速度
頭部抬高
保持溫暖 — 處理 — RR短促
監測V/S ┤ HR快弱
醫囑給藥 呼吸困難 — 循環負荷過重
BP升高
尿量減少
JVC(+)

左側臥
頭部放低 — 處理 — BP下降
監測V/S ┤ HR上升 — 空氣栓塞
給氧 意識喪失

合併症

★靜脈輸注(IV)

輸液種類

< 275 mOsm/L
低張 — 適用 — 細胞脫水 — ★尿崩症
< 400 ml/hr
常見輸液 — N/S ┤ 0.33% — 作用 — 補水
0.45% 補鈉

★近血漿滲透壓(275-295 mOsm/L)
等張 — 適用 — 血量不足
N/S 0.9% — 補充細胞外液
常見輸液 ┤ LR — 補充電解質
D₅W — 補充熱量
Taita 1-4 ┤ 補充電解質
補充營養

> 295 mOsm/L
高張 — 適用 — 幫助水份排泄 — ★治水腫
< 200 ml/hr
常見輸液 ┤ N/S 3% — 矯正低血鈉
D₁₀W ┤ 補充熱量
治療高血鉀
D₅S ┤ 補充熱量 — 避脂肪產酮體
補水 — 助酮體排出

計算公式 — 15或20 gtt/ml — 普通套管
滴數/每分鐘 ┤ 60 gtt/ml — 微滴套管 — 注射速度
10 gtt/ml — 輸血套管

注射部位 — 上肢 ┤ 手背 — 常用
前臂
下肢 — 不易穿刺
頭皮 — 嬰幼兒

▲ 縮寫請見「閱讀指引」

▶▶ 重點整理 | 14-4 靜脈輸注

1. 血液循環正常的肢體是最適合執行靜脈注射的部位。

2. 一般靜脈輸液主要目的，主要是補充體液及電解質。

3. 靜脈輸液種類及功用

種類	滲透壓	常見溶液	功用
等張溶液	275~295 mOsm/L	生理食鹽水 (NaCl)	血量不足、**輸血**
		5% 葡萄糖溶液	補充水分及熱量
		台大 1.2.3.4 號 (Taita No. 有 Na⁺ 差別)	補充熱量及電解質
		林格氏液 (Ringer's Solution)	補充水分及電解質
		乳酸林格氏液 (Lactated Ringer's Solution)	
高張溶液	> 295 mOsm/L	10% 葡萄糖溶液	補充熱量
		3% 食鹽水溶液	補充鈉離子
低張溶液	< 275 mOsm/L	2.5% 葡萄糖水	治療尿崩症、低血鈉及低血鉀
		0.45% 食鹽水溶液	適用於脫水

4. 腦血管損傷者、嚴重燒傷者、營養不良者，不適宜靜脈輸入 0.45% 食鹽水溶液。

5. 病人頭部外傷且出現腦水腫，優先考慮使用的點滴溶液為 D_5S。

6. 5% 葡萄糖溶液剛輸入人體時為等張溶液，進入細胞後則為低張溶液。

7. **20% 葡萄糖溶液，可以改善水腫。**

8. 避免發生體液及電解質不平衡，可使用**林格氏液**靜脈輸液矯治。**林格氏液不能與輸血併用，以防血液凝固。**

9. 注射部位

   (1) **當灌注高張溶液，宜選擇較大的靜脈做注射**；輸血治療時，也應選取較大的靜脈。

   (2) 當病人腸道手術後需經由靜脈補充大量液體，**前臂副頭靜脈**是最適合長期放置靜脈留置針頭的部位。

   (3) 一般嬰幼兒的靜脈注射最常選用的部位是**頭皮靜脈**。

   (4) 給予靜脈注射治療時，腿部**隱靜脈**因容易發生血栓性靜脈炎，臨床上較少使用。

10. 在執行靜脈注射時，若發現病人靜脈不明顯且不易穿刺，可以採取的改善措施包括：輕拍穿刺部位、請病人做握拳放拳的動作數次、讓病人穿刺手臂下垂低於心臟。

11. 預防靜脈輸液副作用，應觀察注射部位是否出現腫脹、冰冷、疼痛，避免點滴液滲漏於組織中。

12. 當靜脈注射穿刺部位紅腫、疼痛，有靜脈炎的現象，此時最適宜的處理方法是立即停止該靜脈的注射、更換靜脈注射部位、局部抬高並給予**黃藥水冷敷**。

13. 當病人接受靜脈輸液時，出現呼吸困難、焦躁不安情形，宜停止輸液，並通知醫師。

14. 當病人靜脈注射時，發現有小血塊阻塞情形，導致滴注停止，此時應拔除穿刺針，更換注射部位。

15. 當靜脈輸液套管內出現一大段空氣之處理，首要步驟為關閉管夾。

16. 靜脈輸注產生空氣栓塞常見的臨床症狀：血壓下降、心搏過速、意識不清。

17. 當病人接受靜脈點滴注射，突然出現畏寒情形，最優先的處置應立即停止注射，保暖並通知醫師。

18. 靜脈注射合併症中，空氣栓塞有立即致命危險。

19. 由靜脈輸注給藥時，檢視有無回血及注射藥物時，需先關閉管夾。

※ 臨床輸液計算

1. 溶液流速計算公式：溶液量 × 每毫升滴數／60 分鐘 × 給液總時數

2. 微滴套管流速：60 滴／分鐘；普通套管流速：15 滴／分鐘

3. 輸液計算練習題

- 醫囑：IVF: D_5W 1,000 c.c. run 120 c.c./hr，現以 60 gtt/c.c. 之精密輸液套管給予，滴數應為 120 滴／分。

- 醫囑：Gentamicin 40 mg IVD q.8h.，加入放置有 60 c.c. Normal Saline 之精密輸液套管容器內，預計以 45 分鐘滴完，80 gtt/min。

- 醫囑：Gara 60 mg iv drip 30 min q.8h.，若滴注速度調為 60 gtt/min，IV bag 內應有 30 c.c. 注射液，方可於 30 min 內滴完。

- Vancomycin 500 mg 於 100 c.c. N/S 中，預計於 1 小時以靜脈滴注方式滴畢。若使用流速 60 gtt/c.c. 的微滴套管，需調整每分鐘 100 滴數，才會如期滴完。

- 24 小時內需靜脈輸注 N/S 1,000 c.c. 及 D_5W 500 c.c.。當使用微滴輸液套管 (Microdrip Set) 輸注時，滴注速度應為 63 滴／分。

- 在精密輸液套管的容量器加 Cefacin 500 mg 後溶液量為 24 c.c.，預計滴注 20 分鐘，正確的滴數是 72 gtt/min。

- 醫囑：於 8 小時內輸畢 Amino Acid 500 c.c.，現以 60 gtt/c.c. 靜脈精密輸液套管給液，其每分鐘滴速約為 63 滴／分。

- 靜脈輸液量為 2,400 c.c. 擬於 24 小時內滴完，使用普通輸液套管 (Regular I.V. set) 時，每分鐘的滴數為 25 滴。

- 醫囑：給予吳太太靜脈輸液 5% 葡萄糖食鹽水 80 毫升 / 時，現以 15 gtt/c.c. 靜脈輸液套管給液，其每分鐘滴速 20 gtt/min。

- 醫囑：靜脈輸液 1,500 c.c.，以 15 gtt/c.c. 之靜脈輸液套管給液，預計 5 小時滴完，每分鐘滴數是 75 滴。

- 1,000 c.c. D_5W，預計於 10 小時內滴完，若以流速 60 gtt/c.c. 的精密輸液套管給予，每分鐘應維持 100 滴。

- 靜脈輸液使用 Microdrip set，依醫囑 3 小時中需給予 250 c.c.，滴速應為 83 滴／分。

- 醫囑：D_5/W 1,000 c.c. q.d.，以精密輸液套管滴注，則滴注速度為每分鐘 42 滴。

- 病人預備輸液 5% Glucose 500 c.c. 兩瓶，每瓶各加入 Sodium Bicarbonate 1 ample (20 c.c./amp) I.V. drip 12 小時，使用一般輸液套管 (1 c.c. = 20 gtt) 輸注，每分鐘輸注滴數 30 滴。

- 醫囑：D_5W 500 c.c. + KCl 10 mEq 及 D_5S 1,500 c.c. I.V. q.d.，若採用普通輸液套管，每分鐘應保持 21 滴。

- 醫囑：q.8h. 給予小葵 500 c.c. 靜脈輸液，使用 Microdrip Set 輸注，則滴數的設定為 63 滴／分。

- 精密輸液套管袋中有靜脈輸液 35 c.c.，護理師欲將 5 c.c. Ampicillin (500 mg) 加入此袋中給藥，並於 30 分鐘內給藥完畢，在不使用幫浦情形下，正確點滴速度為 80 gtts/min。

- 5% 葡萄糖 500 c.c. 溶液，以普通輸液管 (1 c.c. = 20 gtt) 輸注，現設定滴數 30 gtt/min，約 5 小時 30 分鐘可以輸畢。

- 小弟因肺炎住院，使用 Cefotaxime 每六小時靜脈滴注治療（此藥物的安全用藥劑量為 150 mg/kg/day）。若測量現在體重為 10 公斤，藥瓶包裝印有 1 gm/vial，現使用 4 c.c. 稀釋液體進行稀釋，則每次應抽取多少 c.c. 進行滴注？(1.5 c.c.)

- 某肺炎病人，醫囑 Ceftriaxone (Rocephin) 口服懸浮劑 600 mg QD，藥瓶標籤標示該藥物之含量為 125 mg/5 c.c.，此病人每天應服用多少 c.c.？(24 c.c.)

- 醫囑：Cefepime 150 mg IM Q8H。Cefepime 為 500 mg/vial 之粉劑，將其以注射用水稀釋成 4 c.c. 後，病人單次的給藥劑量應為多少 c.c. 藥液？一日給藥總量為多少 mg？(1.2 c.c.，450 mg)

- 周小弟，2 歲，體重 15 公斤，接受某藥物治療，該藥的成人使用劑量為 300 mg，依克拉克氏法則 (Clark's Rule) 計算，周小弟之使用劑量應為多少 mg？(66 mg)

- 醫囑：0.45% NaCl 每小時靜脈輸注 100 c.c.，擬以普通輸注套管 (Macrodrip, 15 gtt/c.c.) 輸注，流速每分鐘應為幾滴？（25 滴）

- 張小弟，體重 6 公斤，醫囑開立「Amoxicillin I.V. drip q6h」，此藥物單次成人劑量為 500 mg，依克拉克氏法則 (Clark's Rule)，張小弟單次用藥劑量應是多少 mg？(44 mg)

- 某病人術後第一天醫囑給予靜脈輸液共 2,400 c.c./24hrs，如果以精密輸液套管 (Microdrip Set) 進行輸液，點滴速度應調整為？(100 gtts/min)

- 將 10 c.c. Vancomycin (1,000 mg) 加入放置有 100 c.c. 0.9% Normal Saline 之精密輸液套管容器內，預計以 2 小時滴完，在不使用幫浦情形下，點滴速度應為何？（55 滴／分）

- 醫囑：500 c.c. Half Saline 以一般輸液套管靜脈滴注（每毫升 20 gtt），且須在 4 小時內輸注完畢，最適當的滴注速度為何？（42 滴／分）

- 醫囑：Gentamicin 160 mg (4 c.c.)IVD q12h，加入放置有 96 c.c. 0.9% Normal Saline 之精密輸液套管容器內，預計以 1 小時滴完」，最適當的滴注速度為何？（100 滴／分）

- 醫囑：N/S 500 c.c. + KCl 15 mEq IVD stat.，如果 KCl 1 amp. 容量為 20 c.c. 內含有 KCl 40 mEq，加入的 KCl 有多少 c.c.？(7.5 c.c.)

- 蔡小妹，3 歲，因急性腹瀉兩天而入院，醫囑「5% G/W 80 c.c./hr」，若以小兒精密輸液套管滴注，每分鐘滴數為多少？(80 gtt/min)

- 醫囑：Dopamine 60 mg in 0.9% Normal Saline 250 c.c. IV pump for 8 hrs。已知 Dopamine 5c.c./Amp，40 mg/c.c.，請問需抽取多少藥量？(1.5 c.c.)

- 病人的輸液量剩餘 300 c.c.，現正使用精密輸液套管 (Microdrip Set) 輸注，預計 4 小時將此剩餘量輸注完畢，點滴滴速應調為每分鐘多少滴？（75 滴）

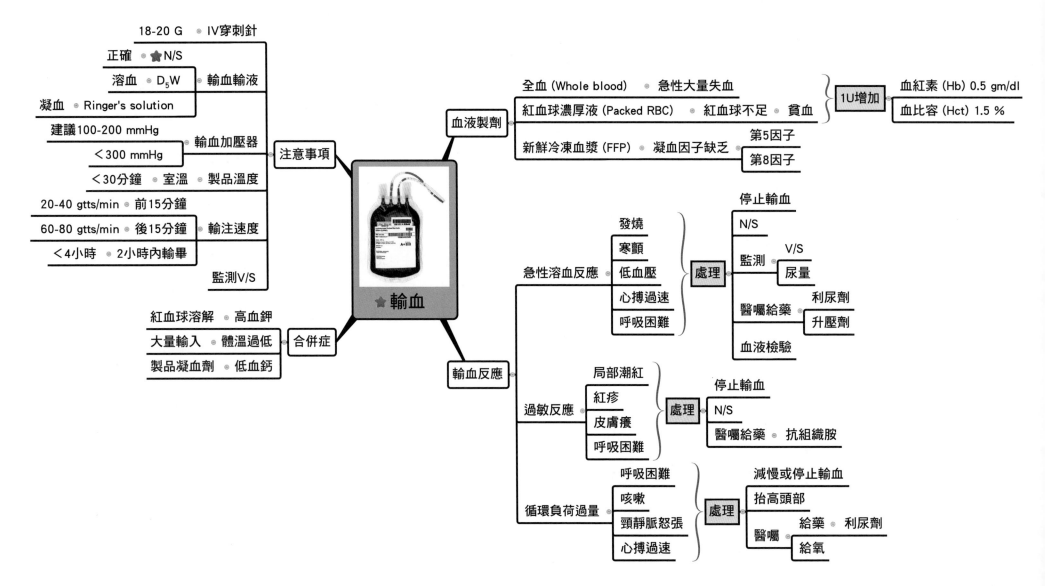

18-20 G ● IV穿刺針

正確 ● ★N/S

溶血 ● D₅W ● 輸血輸液

凝血 ● Ringer's solution

建議100-200 mmHg

＜300 mmHg ● 輸血加壓器

＜30分鐘 ● 室溫 ● 製品溫度

20-40 gtts/min ● 前15分鐘

60-80 gtts/min ● 後15分鐘 ● 輸注速度

＜4小時 ● 2小時內輸畢

監測V/S

注意事項

紅血球溶解 ● 高血鉀

大量輸入 ● 體溫過低 ● 合併症

製品凝血劑 ● 低血鈣

★ 輸血

血液製劑

全血 (Whole blood) ● 急性大量失血

紅血球濃厚液 (Packed RBC) ● 紅血球不足 ● 貧血

新鮮冷凍血漿 (FFP) ● 凝血因子缺乏

第5因子

第8因子

1U增加

血紅素 (Hb) 0.5 gm/dl

血比容 (Hct) 1.5 %

輸血反應

急性溶血反應 ●

發燒

寒顫

低血壓

心搏過速

呼吸困難

處理

停止輸血

N/S

監測

V/S

尿量

醫囑給藥

利尿劑

升壓劑

血液檢驗

過敏反應 ●

局部潮紅

紅疹

皮膚癢

呼吸困難

處理

停止輸血

N/S

醫囑給藥 ● 抗組織胺

循環負荷過量

呼吸困難

咳嗽

頸靜脈怒張

心搏過速

處理

減慢或停止輸血

抬高頭部

醫囑

給藥 ● 利尿劑

給氧

▲ 縮寫請見「閱讀指引」

▶▶重點整理　14-5　輸血

1. 手術依醫囑給予備血，需先執行交叉配合試驗，還需檢查 ABO 血型及 Rh 因子。

2. 輸血前，二位醫護人員共同雙重核對 (Double Check) 項目包括：病人姓名、病歷號碼、血袋號碼、血液成分、ABO 血型以及 Rh 因子、血品名稱、血袋內有無異常現象、有效期限，並帶到病人單位再確認病人。

3. 輸血注意事項

    (1) 交叉試驗中，確認受血者的血清中，是否有和供血者的紅血球抗原產生反應的未知抗體。

    (2) 輸血前後僅能使用生理食鹽水溶液。

    (3) 每單位血製品於 **1~4 小時內輸完**最好。

    (4) 利用輸血加壓袋輸血時，**壓力應維持在 300 mmHg 以下**。

    (5) 若發生輸血急性溶血時，應立即執行護理措施為停止輸血，並以生理食鹽水維持靜脈通路。

    (6) 冷藏血液放置室溫中回溫，但不應超過 1 小時。

4. 一般輸血不良反應多半發生於**最初 5~10 分鐘內**，因此在這段時間內，輸血前 15 分鐘速度通常建議維持在**每分鐘 20~40 滴**，並監測病人生命徵象；輸血 15 分鐘後，若無不良反應，可將滴數調為 40～60 滴／分或調至醫囑之速度。

5. 輸血時，臨床上一般**禁止併用或以 5% 葡萄糖水稀釋，會造成溶血現象**。若和**林格氏液一起輸入，會發生血液凝固**。

6. 輸血時若病人出現搔癢、皮膚疹等現象，護理人員應停止輸血，並輸注**生理食鹽水**。

7. 當輸血時，病人抱怨頭痛、呼吸困難、胸悶胸痛、發燒、寒顫、血壓降低，且有血尿情形，此為**急性溶血反應**的輸血反應，其最常見的主因為 ABO 血型不合。此時最適宜的處理措施為立即停止輸血，並以生理食鹽水維持靜脈通暢。

8. 當病人在輸血過程中，出現心跳加速、血壓下降及解血尿情形，應立即停止輸血。

9. 在輸血過程中，病人發生呼吸困難、紅疹及皮膚癢，出現過敏反應，可能是血漿中的可溶性抗原導致的。

10. 輸血不良反應造成之原因為非溶血性發熱反應，常是對白血球產生抗體抗原反應。

11. 輸注新鮮冷凍血漿 (Fresh Frozen Plasma; FFP) 的**適應症為**增加血液膠體滲透壓、**補充蛋白質、補充凝血因子、維持血量**。

12. 接受血小板濃厚液輸注時，以**每 5 分鐘輸入 1 單位為標準**。

13. 全血每單位含 250c.c. 的血液。

14. 成人輸血（全血、PRBC）1 單位，可增加**血紅素 0.5gm/dl 或血比容 1.5%**。

15. 輸血過快或大量輸血，容易產生**低血鈣**之合併症。

16. 當輸血後 1~2 小時，病人體溫升高至 38℃，此可能是因**熱原反應**所致。

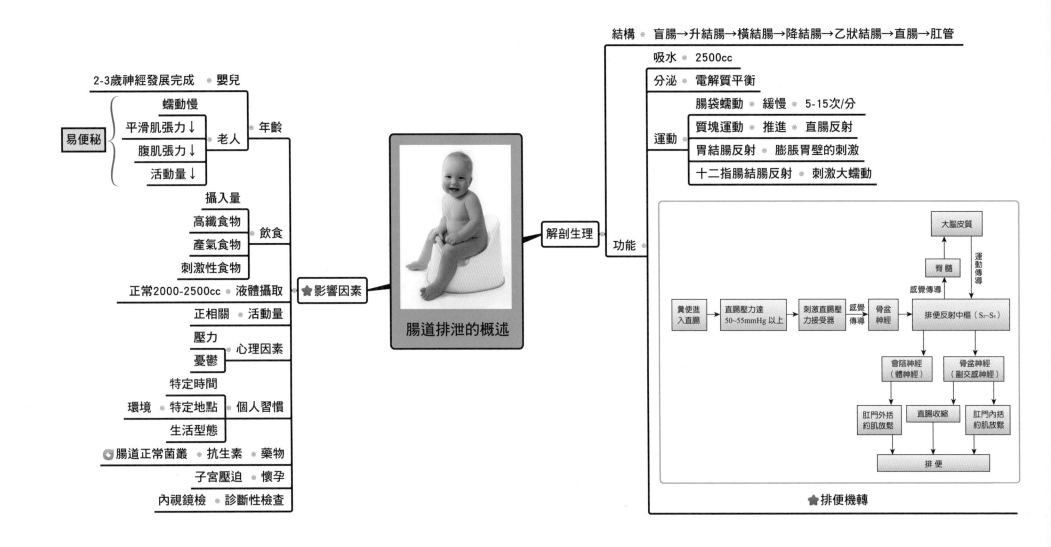

易便秘 {
蠕動慢
平滑肌張力↓
腹肌張力↓
活動量↓
} ● 老人 ● 年齡

2-3歲神經發展完成 ● 嬰兒

攝入量
高纖食物
產氣食物 ● 飲食
刺激性食物

正常2000-2500cc ● 液體攝取

正相關 ● 活動量

壓力
憂鬱 } ● 心理因素

特定時間
環境 ● 特定地點 ● 個人習慣
生活型態

★ 腸道正常菌叢 ● 抗生素 ● 藥物

子宮壓迫 ● 懷孕

內視鏡檢 ● 診斷性檢查

★影響因素

腸道排泄的概述

解剖生理

結構 ● 盲腸→升結腸→橫結腸→降結腸→乙狀結腸→直腸→肛管

吸水 ● 2500cc

分泌 ● 電解質平衡

運動

腸袋蠕動 ● 緩慢 ● 5-15次/分
質塊運動 ● 推進 ● 直腸反射
胃結腸反射 ● 膨脹胃壁的刺激
十二指腸結腸反射 ● 刺激大蠕動

功能 ●

大腦皮質

脊髓

運動傳導

感覺傳導

糞便進入直腸 → 直腸壓力達50~55mmHg以上 → 刺激直腸壓力接受器 → 感覺傳導 → 骨盆神經 → 排便反射中樞（S_2~S_4）

會陰神經（體神經）

骨盆神經（副交感神經）

肛門外括約肌放鬆

直腸收縮

肛門內括約肌放鬆

排便

★排便機轉

▶▶重點整理 ┃ 15-1　腸道排泄的概述

1. 大腸的四個部分，由始端到終端的順序為**橫結腸 → 降結腸 → 乙狀結腸 → 直腸**。

2. **闌尾位於右腹股溝區，與盲腸相連**，是大腸的一部分，屬於腹膜內器官。

3. 大腸特有的構造有結腸帶 (Teniae Coli)、腸脂垂 (Epiploic Appendages) 及結腸袋 (Haustra)。

4. 大腸的各段構造中，直腸位於骨盆腔裡。

5. 大網膜延伸於橫結腸與胃之間。

6. 升結腸屬於腹膜後器官。

7. 結腸脾曲 (Splenic Flexure) 是指橫結腸轉彎成降結腸的位置。

8. 結腸帶是由平滑肌構成，橫結腸有此構造，但直腸無此構造。

9. **排便機轉**是指團塊運動將糞便自乙狀結腸推進直腸，透過**副交感神經**興奮，使直腸興奮（收縮），使直腸壁擴張。當直腸壓力達 50~55 mmHg 時，會刺激排便中樞（薦神經 S_2~S_4）。排便中樞會引發降結腸、乙狀結腸、直腸產生衝動。肛門內外括約肌鬆弛，以利糞便排出。

10. 大腸運動特色：食物進入胃引發胃結腸反射；質塊運動或大蠕動於進餐時或進餐後 30 分鐘發生，一天約發生 3~4 次，每次持續約 10~30 分鐘；十二指腸結腸反射引發排便；結腸袋攪拌運動可移動食糜。

11. **肛門外括約肌**鬆弛可受**大腦意識**所調控。

● Memo

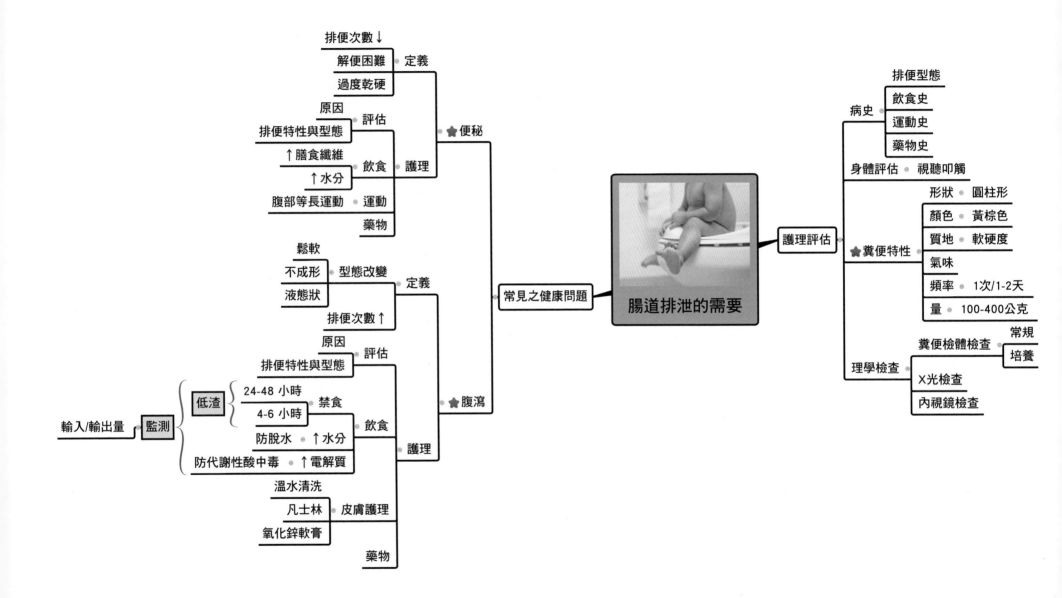

排便次數↓
解便困難 —— 定義
過度乾硬

原因 —— 評估
排便特性與型態
↑膳食纖維 —— 飲食 —— 護理 ★便秘
↑水分
腹部等長運動 —— 運動
藥物

鬆軟
不成形 —— 型態改變
液態狀 —— 定義
排便次數↑

原因 —— 評估
排便特性與型態

輸入/輸出量 —— 監測 低渣 ⎰ 24-48 小時 —— 禁食
4-6 小時
防脫水 —— ↑水分 —— 飲食 —— 護理 ★腹瀉
防代謝性酸中毒 —— ↑電解質

溫水清洗
凡士林 —— 皮膚護理
氧化鋅軟膏

藥物

常見之健康問題 —— 腸道排泄的需要 —— 護理評估

排便型態
飲食史 —— 病史
運動史
藥物史

身體評估 —— 視聽叩觸

形狀 —— 圓柱形
顏色 —— 黃棕色
質地 —— 軟硬度 ★糞便特性
氣味
頻率 —— 1次/1-2天
量 —— 100-400公克

常規
糞便檢體檢查 培養
X光檢查 —— 理學檢查
內視鏡檢查

▶▶重點整理　15-2　腸道排泄的需要

1. 便祕病人的護理措施包括：避免情緒之不安，提供隱蔽之排便環境；教導適當的排便姿勢與腹部以手自右**沿著結腸解剖位置向左行機械性按摩**；每日進食適量之纖維與足夠之水分；如無禁忌，建議每日應攝取 2,000~2,500 c.c. 的液體；評估病人過去排便習慣與目前用藥是否有排便型態改變之副作用；依醫囑進行肛門內指診，並協助挖除糞便。

2. 當病人住院主訴三天未解大便，覺得肚子脹，最優先之護理處置是了解其相關排便健康史。

3. 使用伐耳沙伐氏操作 (Valsalva's Maneuver) 用力排便，此時心血管系統會呈現胸內壓上升、心輸出量減少。

4. 腹瀉病人的護理措施包括：急性期時減少食物攝取；補充含鈉、鉀的食物；維持肛門及周圍皮膚的清潔。

5. 護理腹瀉的病人時，最重要的目標是避免病人發生**體液電解質的不平衡**。

6. 藥物影響排便型態及糞便特性有：服用鐵劑的病人，可能會有解出黑便的情形；服用制酸劑可能因成分不同，而出現有便祕或腹瀉的情形；服用**嗎啡類止痛藥的病人，可能因腸蠕動減緩，而形成便祕**。

7. 糞便顏色異常可能的原因

糞便顏色異常	可能原因
鮮紅色	直腸癌、痔瘡、下腸胃道出血、食用過多紅西瓜或甜菜
柏油色或黑色	上腸胃道出血、鐵劑
灰白色	膽道阻塞
綠色	腸道感染

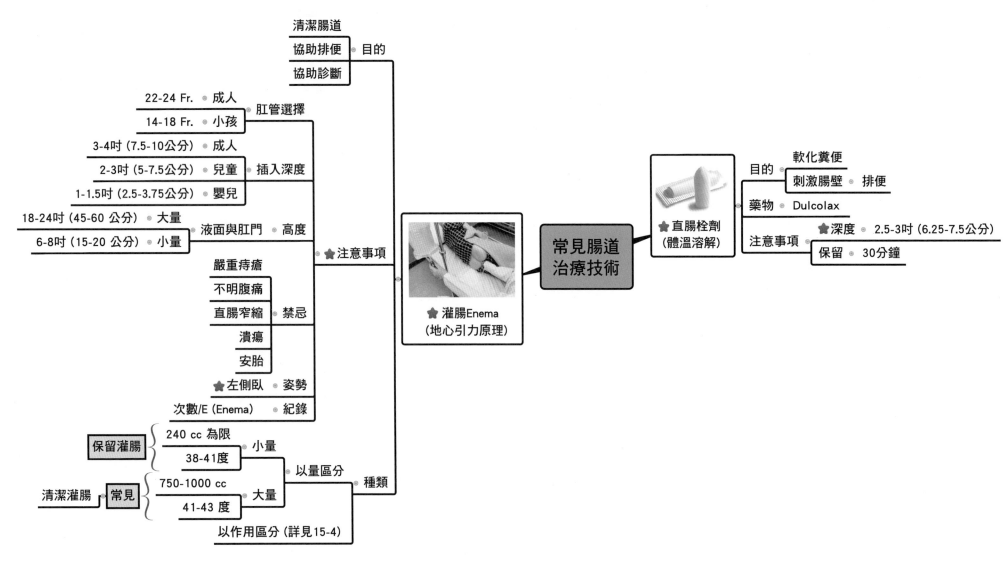

清潔腸道
協助排便 ● 目的
協助診斷

22-24 Fr. ● 成人
14-18 Fr. ● 小孩 ● 肛管選擇
3-4吋 (7.5-10公分) ● 成人
2-3吋 (5-7.5公分) ● 兒童 ● 插入深度
1-1.5吋 (2.5-3.75公分) ● 嬰兒
18-24吋 (45-60 公分) ● 大量
6-8吋 (15-20 公分) ● 小量 ● 液面與肛門 ● 高度

嚴重痔瘡
不明腹痛
直腸窄縮 ● 禁忌
潰瘍
安胎
★ 左側臥 ● 姿勢
次數/E (Enema) ● 紀錄

★ 注意事項

保留灌腸 {
240 cc 為限
38-41度 } ● 小量

清潔灌腸 ● 常見 {
750-1000 cc
41-43 度 } ● 大量

● 以量區分

● 種類

以作用區分 (詳見15-4)

常見腸道
治療技術

★ 灌腸Enema
(地心引力原理)

★ 直腸栓劑
(體溫溶解)

軟化糞便
刺激腸壁 ● 排便 ● 目的
Dulcolax ● 藥物
★ 深度 ● 2.5-3吋 (6.25-7.5公分)
保留 ● 30分鐘 ● 注意事項

▲ Fr. 肛管尺寸

▶▶重點整理　15-3　常見腸道治療技術

1. 灌腸乃利用**地心引力**原理，將溶液由肛門灌入直腸中。灌腸後排便乃利用溶液濃度與體液濃度差異，而將糞便和氣體排出體外。

2. 執行大量灌腸合宜的措施為：採**左側臥**（因為降結腸位於左側腹部）；成年人執行灌腸時，其肛管號碼宜使用 22~24 Fr.；肛管插入的深度為 7.5~10 cm；使用溶液溫度為 41~43℃，**當溶液溫度高於體溫會刺激腸蠕動，引發便意**；液面至肛門的垂直距離約 45~60 cm（18~24 吋）；使用凡士林潤滑肛管前端；插入時，應請病人張口哈氣，**以減輕腹壓**；灌完後請病人盡量忍住便意 5~10 分鐘。髖關節受傷病人可採屈膝仰臥式；腸阻塞病人可採膝胸臥式。

3. 當執行大量灌腸，當灌入 400 c.c. 時，病人主訴有腹部脹痛感，應立即減低灌腸流速，等較為適應再繼續。

4. 當灌腸溶液溫度過低時，會使肛門肌肉收縮痙攣；**保留灌腸溶液的溫度為 37.8~40.6℃；非保留灌腸溶液的溫度為 41~43℃**。

5. 當執行灌腸技術時，溶液之水溫過高，會引起暈厥、腸黏膜損傷、腸蠕動過速。

6. 執行小量灌腸合宜的措施為：灌入的液體量不超過 240 c.c.；若以給藥為目的，宜在給藥前 1 小時，先做清潔灌腸；空針液面高度需離肛門約 6~8 吋。

7. **保留性灌腸是屬於小量灌腸**；保留在結腸內的時間約 15~30 分鐘。

8. 當病人接受腸道內視鏡檢查，應採**膝胸臥式**擺位較合宜。

9. **灌腸的禁忌病人有：剛入院的急性闌尾炎患者、不明原因的腹痛、嚴重痔瘡、直腸潰瘍、下腹痛三天而入院之兒童、安胎之孕婦、腦壓高患者、直腸狹窄者**。可執行灌腸的病人有：習慣性便祕、肝性昏迷患者、長期灌食五天未解便之老年人、脹氣。

10. 執行結腸灌洗時，其注意事項包含：每次灌入量約為 500 c.c.，回流盡後再灌入第二次；灌洗溶液液面至肛門距離約 45~60 公分；肛管插入深度成人約為 7.5~10 公分。

12. 嬰幼兒進行清潔灌腸時，為避免產生體液電解質不平衡，選用生理食鹽水最適宜。

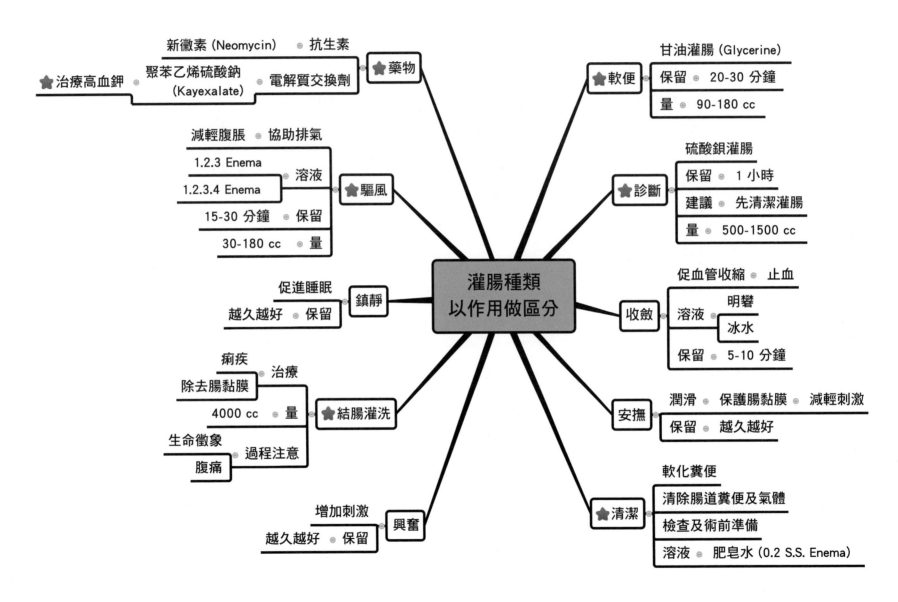

新黴素 (Neomycin) ◎ 抗生素

治療高血鉀 ◎ 聚苯乙烯硫酸鈉 (Kayexalate) ◎ 電解質交換劑

★ 藥物

甘油灌腸 (Glycerine)
★ 軟便 — 保留 ◎ 20-30 分鐘
量 ◎ 90-180 cc

減輕腹脹 ◎ 協助排氣
1.2.3 Enema
1.2.3.4 Enema ◎ 溶液
★ 驅風
15-30 分鐘 ◎ 保留
30-180 cc ◎ 量

硫酸鋇灌腸
★ 診斷 — 保留 ◎ 1 小時
建議 ◎ 先清潔灌腸
量 ◎ 500-1500 cc

促進睡眠 ◎ 鎮靜
越久越好 ◎ 保留

灌腸種類
以作用做區分

促血管收縮 ◎ 止血
收斂 — 溶液 ◎ 明礬 / 冰水
保留 ◎ 5-10 分鐘

痢疾 ◎ 治療
除去腸黏膜
4000 cc ◎ 量 ◎ ★ 結腸灌洗
生命徵象 ◎ 過程注意
腹痛

潤滑 ◎ 保護腸黏膜 ◎ 減輕刺激
安撫 — 保留 ◎ 越久越好

增加刺激 ◎ 興奮
越久越好 ◎ 保留

軟化糞便
★ 清潔 — 清除腸道糞便及氣體
檢查及術前準備
溶液 ◎ 肥皂水 (0.2 S.S. Enema)

▲ Enema 灌腸

▶▶▶重點整理 15-4 灌腸種類

1. 肥皂水灌腸溶液之配置：10% 肥皂凍 20 c.c. 加清水至 1,000 c.c.；20% 肥皂凍 10 c.c. 加清水至 1,000 c.c.；2% 肥皂凍 100 c.c. 加清水至 1,000 c.c. 皆可。

2. 若肥皂水灌腸 (S.S. Enema) 所採用的肥皂凍為 **2% 的濃度**，則需採 100 公克的肥皂凍來配製成 0.2% 之 1,000 c.c. 灌腸液。

3. 肥皂水灌腸肛管插入深度，在兒童約 **2~3 吋**；此類灌腸溶液的溫度一般為 41~43℃；灌腸筒的液面與肛門口之垂直距離為 45~60 公分。

4. 病人**預做直腸攝影需先作清潔灌腸**，而服用鋇劑 500~1,500 c.c.，則其檢查後的糞便可能呈現灰白色。

5. **甘油灌腸 (Glycerine Enema) 是屬於保留性灌腸的一種。**

6. 小量甘油灌腸適用產後三天未解便者。

● Memo

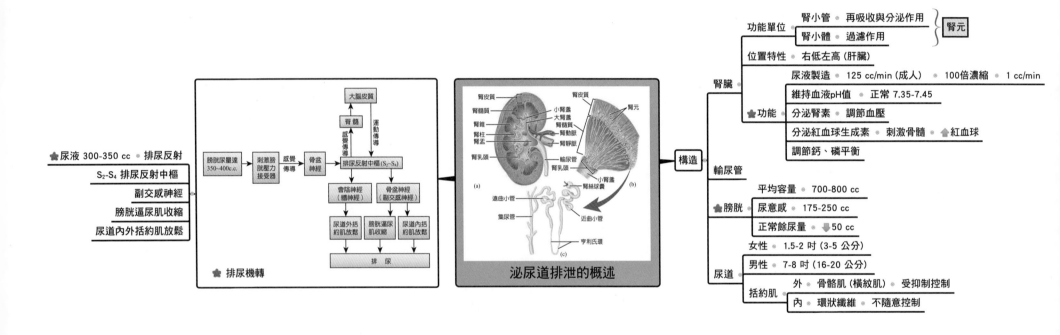

排尿機轉

★尿液 300-350 cc ● 排尿反射

S_2-S_4 排尿反射中樞

副交感神經

膀胱逼尿肌收縮

尿道內外括約肌放鬆

排尿機轉流程圖

膀胱尿量達 350~400 c.c. → 刺激膀胱壓力接受器 —感覺傳導→ 骨盆神經 —感覺傳導→ 排尿反射中樞 (S_2~S_4)

大腦皮質 ← 脊髓 (感覺傳導 / 運動傳導)

排尿反射中樞 (S_2~S_4) →
- 會陰神經 (體神經) → 尿道外括約肌放鬆
- 膀胱逼尿肌收縮
- 骨盆神經 (副交感神經) → 尿道內括約肌放鬆

→ 排 尿

泌尿道排泄的概述

構造

腎臟

- 功能單位
  - 腎小管 ● 再吸收與分泌作用
  - 腎小體 ● 過濾作用 　} 腎元
- 位置特性 ● 右低左高 (肝臟)
- ★功能
  - 尿液製造 ● 125 cc/min (成人) ● 100倍濃縮 ● 1 cc/min
  - 維持血液pH值 ● 正常 7.35-7.45
  - 分泌腎素 ● 調節血壓
  - 分泌紅血球生成素 ● 刺激骨髓 ● ⬆紅血球
  - 調節鈣、磷平衡

輸尿管

★膀胱

- 平均容量 ● 700-800 cc
- 尿意感 ● 175-250 cc
- 正常餘尿量 ● ⬇50 cc

尿道

- 女性 ● 1.5-2 吋 (3-5 公分)
- 男性 ● 7-8 吋 (16-20 公分)
- 括約肌
  - 外 ● 骨骼肌 (橫紋肌) ● 受抑制控制
  - 內 ● 環狀纖維 ● 不隨意控制

▶▶重點整理 | 15-5 泌尿道排泄的概述

1. 腎臟功能的包括：**調節血量和血壓、調節血液的 pH 值、刺激紅血球細胞的生成。**

2. **腎元 (Nephron) 為腎臟製造尿液的構造及功能單位。**

3. 腎元構造中，**近曲小管 (Proximal Convoluted Tubule) 的水分再吸收量最高。**

4. 腎絲球是小動脈微血管所構成，是腎臟過濾單位；正常狀況下，腎絲球無法過濾白蛋白。

5. 基底膜、過濾間隙、微血管內皮細胞構成腎絲球過濾膜的一部分。

6. 輸尿管連接腎盂與膀胱；輸尿管藉由管壁肌肉的蠕動，將尿液由腎盂送至膀胱。

7. 膀胱主要收縮尿液的是逼尿肌，為三層平滑肌所構成。

8. 膀胱屬腹膜後器官，具有三個開孔與其他泌尿器官相通。

9. 尿道內括約肌位於膀胱頸，屬不隨意肌，但**外尿道括約肌可由意志力控制。**

10. 在循環系統中，總血容量增加時會引起抗利尿激素 (ADH) 的分泌減少。

11. 當尿液積達 200 c.c. 時，會造成膀胱壁感覺神經放電增加。

12. 正常排尿機轉包括：排尿反射是一種自主性脊髓反射；當膀胱內尿液儲存 **250 c.c. 則開始有尿意；**幼兒膀胱尿量 > 50 c.c. 即會產生排尿反射；膀胱壁接受器將膀胱內壓增加之訊息傳至 S_2~S_4；排尿時，**逼尿肌收縮且括約肌放鬆；**膀胱內之高壓力是由**副交感神經**將此衝動傳出。

13. 當缺乏隱私或環境不佳時，可能導致暫時性尿滯留。

14. 當脊髓背角神經受損，會導致失禁。

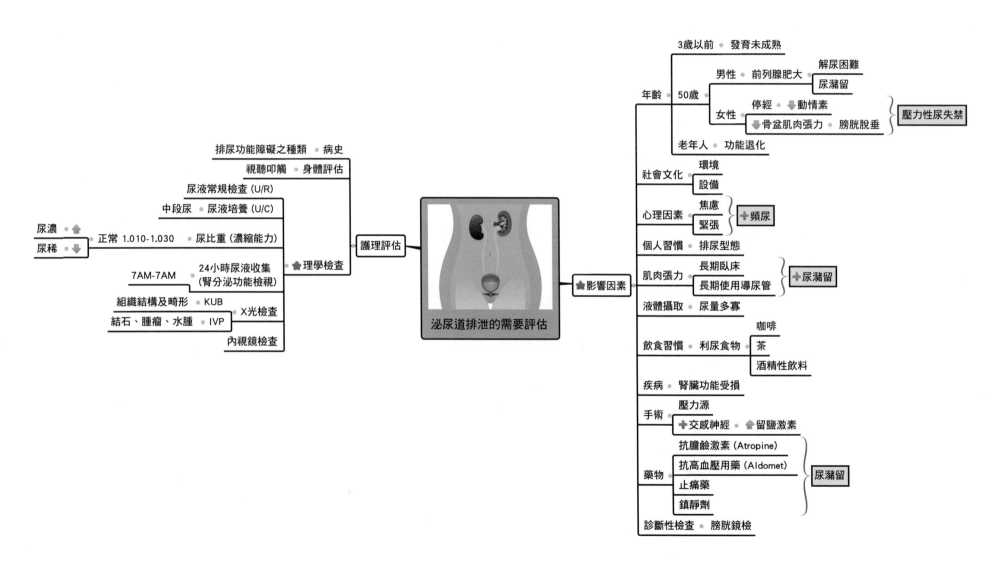

排尿功能障礙之種類 ● 病史

視聽叩觸 ● 身體評估

尿液常規檢查 (U/R)

中段尿 ● 尿液培養 (U/C)

尿濃 ● ⬆
尿稀 ● ⬇

正常 1.010~1.030 ● 尿比重 (濃縮能力)

7AM~7AM
24小時尿液收集
(腎分泌功能檢視) ● 理學檢查

組織結構及畸形 ● KUB
結石、腫瘤、水腫 ● IVP ● X光檢查

內視鏡檢查

護理評估

泌尿道排泄的需要評估

影響因素

3歲以前 ● 發育未成熟

男性 ● 前列腺肥大 — 解尿困難
— 尿滯留

50歲
停經 ● ⬇動情素
女性 ⬇骨盆肌肉張力 ● 膀胱脫垂 } 壓力性尿失禁

年齡

老年人 ● 功能退化

社會文化 ● 環境
設備

心理因素 焦慮
緊張 } ✚頻尿

個人習慣 ● 排尿型態

肌肉張力 長期臥床
長期使用導尿管 } ✚尿滯留

液體攝取 ● 尿量多寡

咖啡
飲食習慣 ● 利尿食物 茶
酒精性飲料

疾病 ● 腎臟功能受損

手術 壓力源
✚交感神經 ● ⬆留鹽激素

抗膽鹼激素 (Atropine)
藥物 抗高血壓用藥 (Aldomet) 尿滯留
止痛藥
鎮靜劑

診斷性檢查 ● 膀胱鏡檢

▲ KUB 腎－輸尿管－膀胱攝影；IVP 靜脈注射腎盂攝影

▶▶重點整理　15-6　泌尿道排泄的需要評估

1. 咖啡及茶有利尿效果。

2. 一般手術後，常發生**尿瀦留**現象。

3. 含鈉較高的食物，易導致體液滯留。

4. 藥物可能干擾正常的排尿型態或導致尿瀦留：

   (1) **Atropine 可能會導致病人出現尿瀦留**的情形。

   (2) 止痛劑會干擾中樞神經的反射，使排尿反射減少。

   (3) **利尿劑會抑制水分再吸收**而造成排尿量增加。

   (4) 鎮靜劑會降低中樞神經的反射，干擾排尿。

   (5) **抗利尿激素分泌增加，尿量減少。**

   (6) **膽鹼激素性藥物會刺激逼尿肌收縮以致排尿。**

● Memo

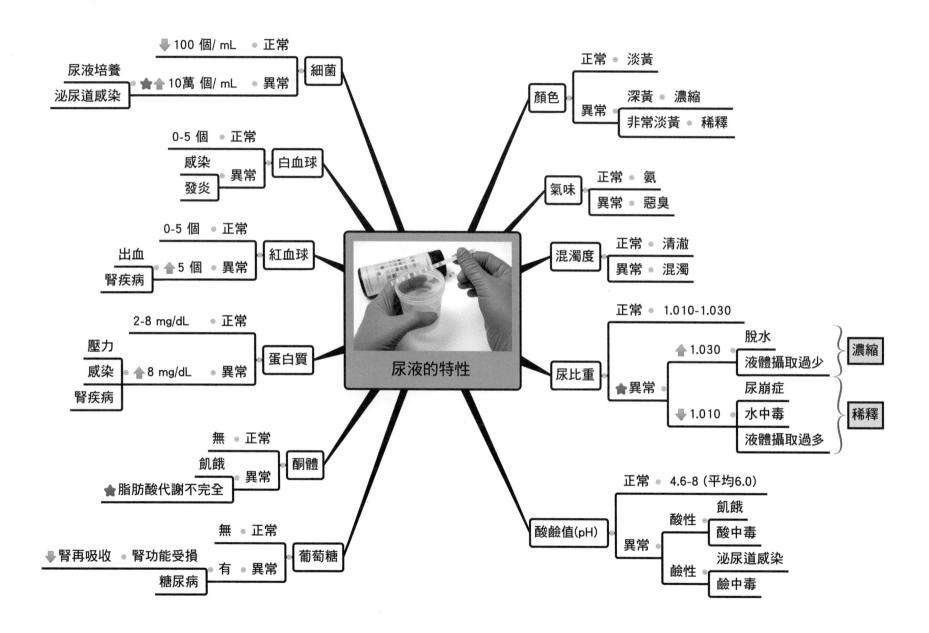

尿液的特性

尿液培養
泌尿道感染 → ★ ⬆ 10萬 個/ mL ● 異常
⬇ 100 個/ mL ● 正常
細菌

0-5 個 ● 正常
感染 發炎 ● 異常
白血球

0-5 個 ● 正常
出血 腎疾病 ⬆ 5 個 ● 異常
紅血球

2-8 mg/dL ● 正常
壓力 感染 腎疾病 ⬆ 8 mg/dL ● 異常
蛋白質

無 ● 正常
飢餓 ★ 脂肪酸代謝不完全 ● 異常
酮體

無 ● 正常
⬇ 腎再吸收 ● 腎功能受損 糖尿病 有 ● 異常
葡萄糖

顏色
正常 ● 淡黃
異常
深黃 ● 濃縮
非常淡黃 ● 稀釋

氣味
正常 ● 氨
異常 ● 惡臭

混濁度
正常 ● 清澈
異常 ● 混濁

尿比重
正常 ● 1.010-1.030
★ 異常
⬆ 1.030
脫水
液體攝取過少 } 濃縮
⬇ 1.010
尿崩症
水中毒
液體攝取過多 } 稀釋

酸鹼值(pH)
正常 ● 4.6-8 (平均6.0)
異常
酸性
飢餓
酸中毒
鹼性
泌尿道感染
鹼中毒

▶▶重點整理　　15-7　尿液的特性

1. 尿液之正常性質：酸鹼值 (pH) 為 4.5~7.5，約為 6.5；顏色呈現淡黃色或琥珀色且澄清，有氨味；**比重 1.010~1.030；一日尿量約 1,200~1,500** c.c.。應不含白蛋白及酮體。

2. 當尿液分析報告：顏色深黃、混濁，氣味臭，pH 值小於 4.6，有細菌及膿，其最可能原因泌尿道感染。

3. 成人正常**餘尿量 (Residual Urine) < 50** c.c.。

4. 肝疾患、急性腎炎病人可能會有異常黃褐色尿液顏色。

● Memo

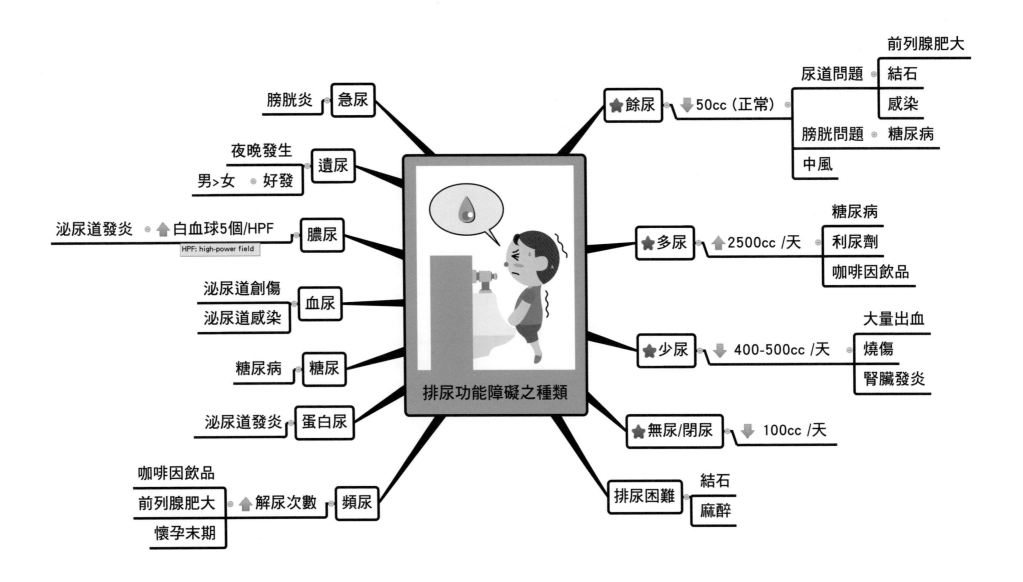

膀胱炎 ○ 急尿

夜晚發生
男>女 ○ 好發 — 遺尿

泌尿道發炎 ○ ⬆白血球5個/HPF — 膿尿
HPF: high-power field

泌尿道創傷
泌尿道感染 — 血尿

糖尿病 — 糖尿

泌尿道發炎 — 蛋白尿

咖啡因飲品
前列腺肥大 ○ ⬆解尿次數 — 頻尿
懷孕末期

排尿功能障礙之種類

★餘尿 ○ ⬇50cc（正常）
尿道問題 ○ 前列腺肥大／結石／感染
膀胱問題 ○ 糖尿病
中風

★多尿 ○ ⬆2500cc /天 ○ 糖尿病／利尿劑／咖啡因飲品

★少尿 ○ ⬇400-500cc /天 ○ 大量出血／燒傷／腎臟發炎

★無尿/閉尿 ○ ⬇100cc /天

排尿困難 — 結石／麻醉

▶▶重點整理 | **15-8 排尿功能障礙之種類**

1. 每日排尿次數增加及尿量**超過 2,500 c.c. ／天**的情況，稱為**多尿**。

2. 解尿後尚留存於膀胱內的餘尿量，正常應少於 50 c.c.。

3. 尿失禁指個體無法靠意志控制排尿。

4. 排尿功能障礙中，**無尿或閉尿的定義是指每日尿量少於 100 c.c.**。

● Memo

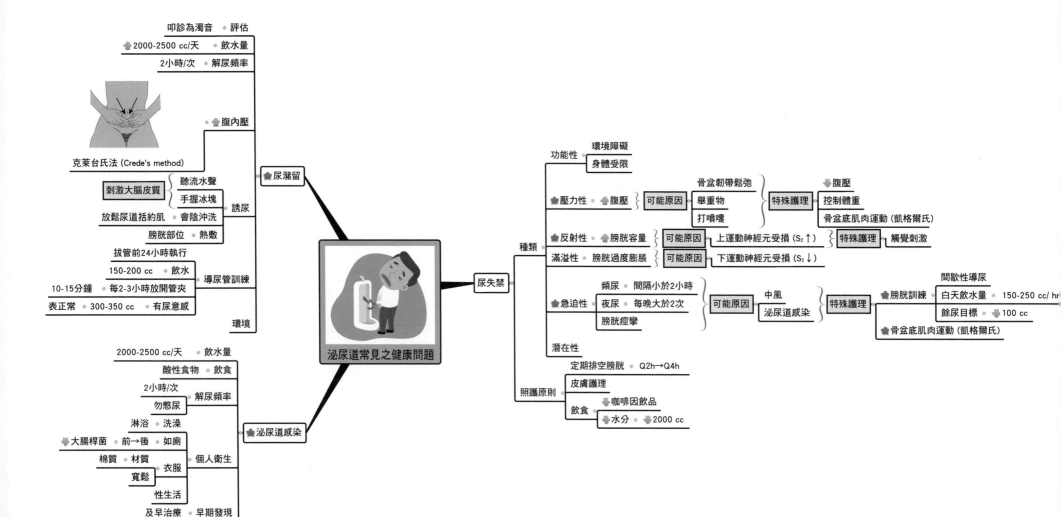

叩診為濁音 ● 評估

⬆ 2000-2500 cc/天 ● 飲水量

2小時/次 ● 解尿頻率

● ⬆ 腹內壓

克萊台氏法 (Crede's method)

聽流水聲
刺激大腦皮質 ── 手握冰塊 ── ● 誘尿
放鬆尿道括約肌 ── 會陰沖洗
膀胱部位 ● 熱敷

拔管前24小時執行
150-200 cc ● 飲水
10-15分鐘 ● 每2-3小時放開管夾 ── ● 導尿管訓練
表正常 ● 300-350 cc ● 有尿意感

環境

● ⬛ 尿瀦留

尿失禁

功能性 ── 環境障礙 ── 身體受限

⬛ 壓力性 ● ⬛ 腹壓 { 可能原因 } 骨盆韌帶鬆弛 ── 舉重物 ── 打噴嚏 { 特殊護理 } ⬇ 腹壓 ── 控制體重 ── 骨盆底肌肉運動 (凱格爾氏)

⬛ 反射性 ● ⬛ 膀胱容量 { 可能原因 } 上運動神經元受損 (S_2↑) { 特殊護理 } 觸覺刺激
滿溢性 ● 膀胱過度膨脹 { 可能原因 } 下運動神經元受損 (S_2↓)

種類

⬛ 急迫性 ● 頻尿 ● 間隔小於2小時
夜尿 ● 每晚大於2次
膀胱痙攣 { 可能原因 } 中風 ── 泌尿道感染 { 特殊護理 } 膀胱訓練 ── 間歇性導尿 ── 白天飲水量 ── 150-250 cc/hr ── 餘尿目標 ● ⬇ 100 cc
⬛ 骨盆底肌肉運動 (凱格爾氏)

潛在性

照護原則 ── 定期排空膀胱 ● Q2h→Q4h ── 皮膚護理 ── 飲食 { ⬇ 咖啡因飲品 ── ⬇ 水分 ● ⬇ 2000 cc

泌尿道常見之健康問題

2000-2500 cc/天 ● 飲水量
酸性食物 ● 飲食
2小時/次 ● 解尿頻率
勿憋尿
淋浴 ● 洗澡
⬇ 大腸桿菌 ● 前→後 ● 如廁
棉質 ● 材質 ── 個人衛生
寬鬆 ● 衣服
性生活
及早治療 ● 早期發現

● ⬛ 泌尿道感染

▶▶重點整理　15-9　泌尿道常見之健康問題

1. 協助病人**排尿之誘尿方式**有：讓病人聽流水聲（刺激大腦皮質反射而產生尿意）；讓病人手握冰塊（冷刺激使反射傳至大腦皮質）；溫水坐浴或會陰沖洗（放鬆尿道括約肌）；局部輕揉膀胱部位（恥骨聯合上方）；抬高床頭 45 度，拉上圍簾，提供病人一個溫暖的便盆等。不適合在病人的膀胱部位冷敷。

2. 執行尿失禁病人的護理時，宜評估病人的心理及生理狀態，做適當的膀胱訓練計畫，協助他自然排尿。

3. 為尿失禁病人提供之護理措施，包括：避免飲用茶、咖啡等飲料；教導要定時解尿；隨時保持會陰部乾燥與清潔。

4. 於打噴嚏、咳嗽及快速走路時會排出少量尿液，是屬於壓力性尿失禁。

5. **教導壓力性尿失禁的病人，訓練其膀胱排尿功能的最佳運動是凱格爾氏運動 (Kegel's Exercise)，以強化會陰部肌肉的收縮強度。**

6. 膀胱訓練的護理措施包括：當病人有尿意感時應開管夾、喝水集中在白天、有尿意時須立即排尿、協助建立規則的排尿時間、教導進行凱格爾氏運動、每 30 分鐘至 2 小時協助排尿或間歇性自我導尿、至少攝取 1,500 c.c. 液體、逐漸延長排尿的間隔時間。

7. 為泌尿道感染病人提供之護理措施包括：每日攝取 2,000~3,000 c.c. 水分；指導性活動前、後均應解尿；白天至少每兩小時排尿 1 次；多攝取柑橘類果汁鹼化尿液；以淋浴取代盆浴。

● Memo

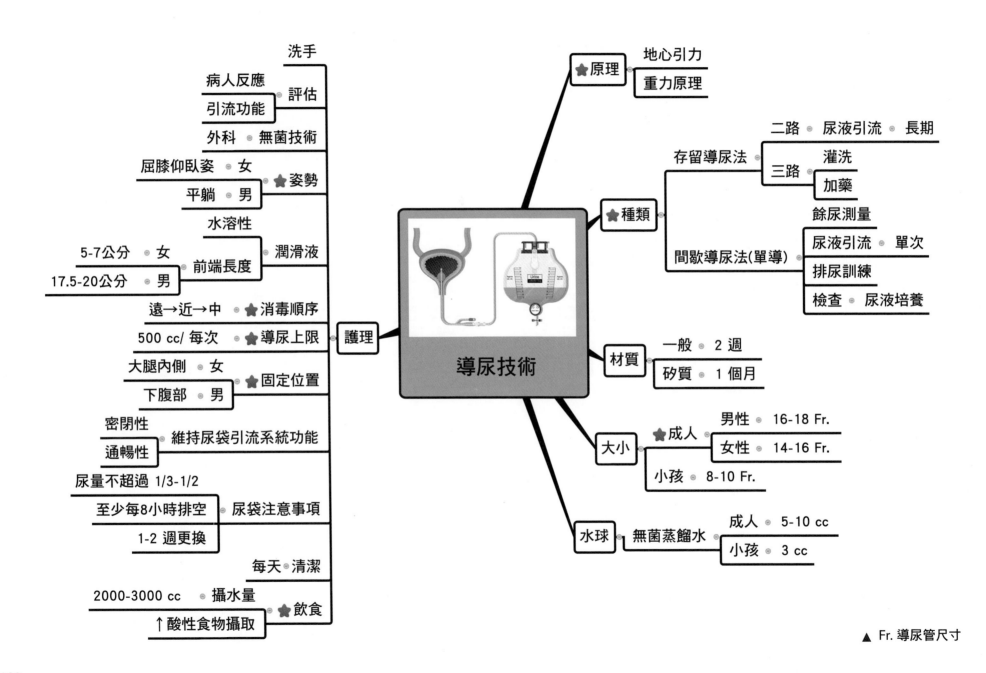

洗手

病人反應
引流功能 ◦ 評估

外科 ◦ 無菌技術

屈膝仰臥姿 ◦ 女
平躺 ◦ 男 ◦ ★ 姿勢

水溶性
5-7公分 ◦ 女 潤滑液
17.5-20公分 ◦ 男 前端長度

遠→近→中 ◦ ★ 消毒順序

500 cc/ 每次 ◦ ★ 導尿上限   護理

大腿內側 ◦ 女
下腹部 ◦ 男 ◦ ★ 固定位置

密閉性
通暢性 ◦ 維持尿袋引流系統功能

尿量不超過 1/3-1/2
至少每8小時排空 ◦ 尿袋注意事項
1-2 週更換

每天 ◦ 清潔
2000-3000 cc ◦ 攝水量
↑酸性食物攝取 ◦ ★ 飲食

導尿技術

★ 原理
地心引力
重力原理

★ 種類
二路 ◦ 尿液引流 ◦ 長期
存留導尿法
三路
灌洗
加藥

餘尿測量
間歇導尿法(單導)
尿液引流 ◦ 單次
排尿訓練
檢查 ◦ 尿液培養

材質
一般 ◦ 2 週
矽質 ◦ 1 個月

大小
★ 成人
男性 ◦ 16-18 Fr.
女性 ◦ 14-16 Fr.
小孩 ◦ 8-10 Fr.

水球 無菌蒸餾水
成人 ◦ 5-10 cc
小孩 ◦ 3 cc

▲ Fr. 導尿管尺寸

▶▶重點整理 | **15-10** **導尿技術**

1. 導尿管大小選擇原則：成人導尿管一般使用 12~16 Fr.；兒童導尿管使用 8~10 Fr.；泌尿道出血病人的膀胱灌洗可使用 18 Fr. 以上導尿管；選擇能維持合適引流的最小號導尿管。

2. 常見單次導尿目的包括：引流出尿液、測餘尿量、取無菌尿液標本。

3. 執行導尿技術前，先予會陰沖洗再行導尿。

4. 執行單次導尿法，正確之護理措施有：協助**採屈膝仰臥式；外科無菌技術**，戴上無菌手套，將水溶性潤滑劑擠在紗布上，再潤滑導尿管頭部 5~7 公分（女病人）；消毒尿道口時，一個棉球只能用一次，**須由上而下擦拭，順序為：遠側小陰唇、近側小陰唇、中間尿道口；每次導尿量不可超過 500 c.c.。**

5. 存留導尿技術執行時，導尿管的選擇，**以能維持引流功能之最小管徑為原則**；協助病人採取屈膝仰臥的姿勢以放置導尿管；消毒方式由外而內，由陰唇至尿道口；以水溶性的潤滑劑潤滑導尿管前端；接上蓄尿袋後，宜將**蓄尿袋置於低於膀胱高度的位置**。

6. 執行女病人的留置導尿時，導尿管插入長度約 5 公分；男病人則約 20 公分。

7. 女病人放置留置導尿管後，宜將其固定於大腿內側；男病人固定於下腹部。

8. 存留導尿病人可鼓勵攝取**蔓越莓汁，可酸化尿液**，亦有助維持泌尿道健康，讓細菌不易攀附在泌尿道黏膜上。

9. 長期放置導尿管的病人常會喪失對排尿的控制力，其主要原因為膀胱肌肉失去張力。

10. 當病人有存留導尿管，但蓄尿袋中完全無尿液，其最優先執行檢查留置導尿系統的通暢性。

11. 執行存留導尿時，當液體打入存留導尿管的氣囊時病人表示疼痛，宜先抽出液體，再將氣囊整個進入膀胱後，再打入液體。

12. 要留取留置尿管病人小便檢體時，先以管夾夾住引流管 10~15 分鐘後，再以無菌技術使用空針自導尿管橡皮接頭處抽取所需尿液。

13. 膀胱灌洗：

    (1) 目的為清潔膀胱、抑制發炎、藥物治療。

    (2) 執行膀胱灌洗時，使用雙腔導尿管，將溶液灌入膀胱，再利用虹吸原理，將溶液引流至體外。

    (3) 最常用的灌洗溶液為生理食鹽水；為避免膀胱收縮，每次灌入量以不超過 300 c.c. 為宜。

    (4) 灌洗溶液的溫度為 41~42℃；灌洗液底部與病人恥骨的距離（與膀胱的垂直距離）約 75~90 公分。

    (5) 灌洗時，需嚴格執行**外科無菌技術**。

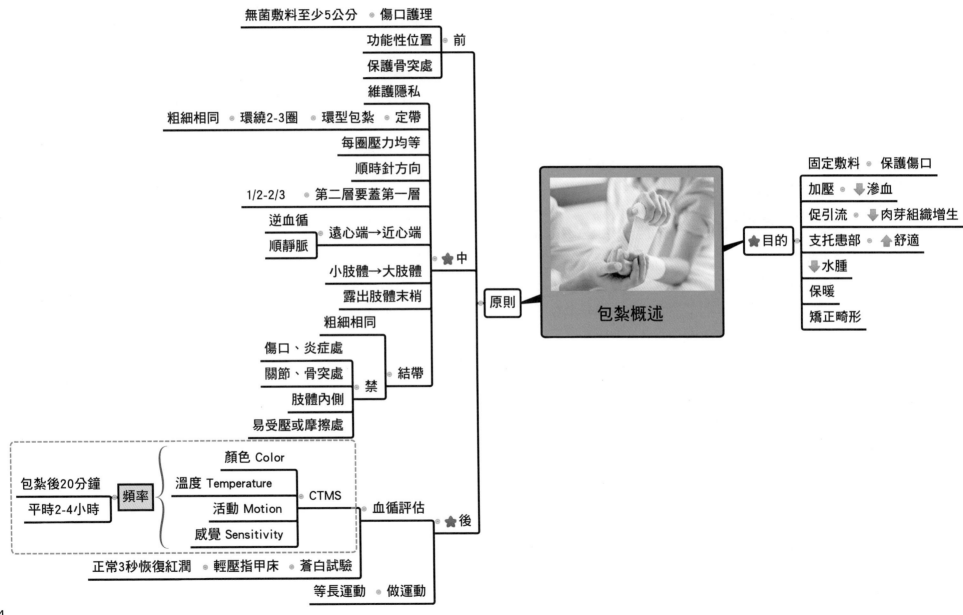

無菌敷料至少5公分 ● 傷口護理

功能性位置 ● 前

保護骨突處

維護隱私

粗細相同 ● 環繞2-3圈 ● 環型包紮 ● 定帶

每圈壓力均等

順時針方向

1/2-2/3 ● 第二層要蓋第一層

逆血循
順靜脈 ● 遠心端→近心端

小肢體→大肢體 ● ⭐中

露出肢體末梢

粗細相同

傷口、炎症處

關節、骨突處 ● 禁 ● 結帶

肢體內側

易受壓或摩擦處

原則

包紮概述

⭐目的

固定敷料 ● 保護傷口

加壓 ● ⬇滲血

促引流 ● ⬇肉芽組織增生

支托患部 ● ⬆舒適

⬇水腫

保暖

矯正畸形

顏色 Color

包紮後20分鐘 溫度 Temperature
頻率 ● CTMS ● 血循評估 ● ⭐後
平時2-4小時 活動 Motion

感覺 Sensitivity

正常3秒恢復紅潤 ● 輕壓指甲床 ● 蒼白試驗

等長運動 ● 做運動

▶▶重點整理 | **16-1 包紮概述**

1. 繃帶包紮之原則包括：

   (1) 包紮時應該順應人體循環方向，由肢體的**遠心端往近心端**包紮，以促進靜脈回流。

   (2) 包紮時要注意保持肢體的功能位置。

   (3) 包紮時**露出肢體末端，以便觀察**。

   (4) 被包紮的部位若有傷口，需要先換藥。

   (5) 應避免使用潮溼繃帶包紮，以免增加包紮部位壓力。

   (6) 骨突或皺摺處放置棉墊再包紮，以減少摩擦。

   (7) 局部加壓測試血管填充，3 秒恢復膚色為正常。使用繃帶包紮小腿傷口，**當患側腳趾蒼白試驗 3 秒內恢復時，表示包紮適當**。

   (8) 進行各式繃帶包紮前應先定帶，以免繃帶滑落。

   (9) **繃帶包紮之壓力應均勻**，每圈應蓋住前一圈的 1/2~2/3 寬度。

2. 包紮完畢後，可以在**肢體外側平滑處進行結帶**，例如：大腿外側、前臂外側及手指部位，但**不可於在關節處**或骨突處、**肢體內側及傷口處**。

3. 當繃帶包紮時，病人包紮的肢體出現肢體感覺發麻時，表示繃帶包得過緊。

4. **胸部手術傷口可用多頭帶向上傾斜包紮法**固定。

5. 打石膏繃帶前需覆蓋一層棉布繃帶，以防皮膚損傷。

6. 當患肢脈搏變弱時，應立即重新包紮。

7. 當病人的上臂以彈性繃帶進行包紮後，需觀察末梢肢體的顏色、溫度及脈搏情形。

● Memo

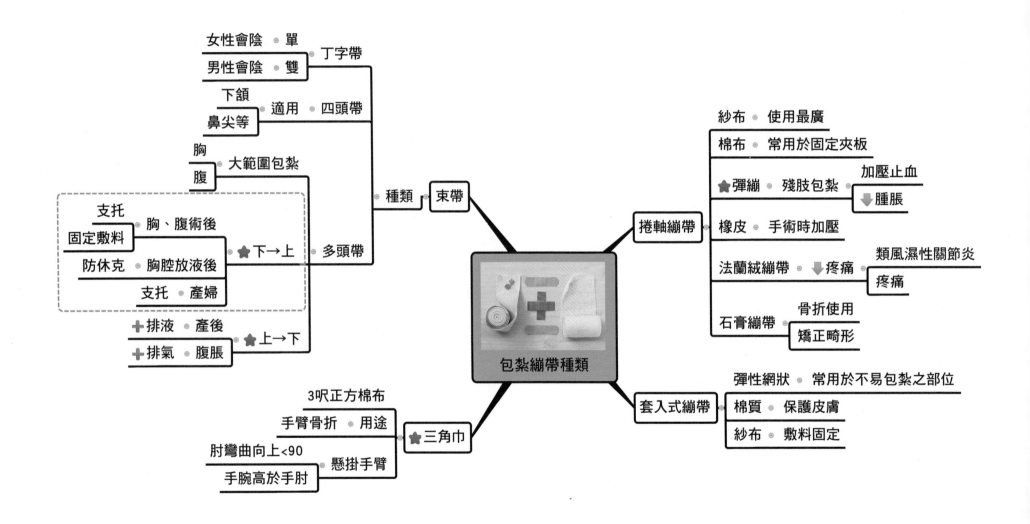

女性會陰 ● 單
男性會陰 ● 雙
　　　　　　　丁字帶
下頷
　　　　適用 ● 四頭帶
鼻尖等
胸
　　　　大範圍包紮
腹

支托
　　　　　 ● 胸、腹術後
固定敷料
防休克 ● 胸腔放液後 　　★ 下→上 ● 多頭帶
支托 ● 產婦

➕排液 ● 產後
　　　　　　　　 ★ 上→下
➕排氣 ● 腹脹

● 種類 ● 束帶

紗布 ● 使用最廣
棉布 ● 常用於固定夾板
　　　　　　　　　 加壓止血
★彈繃 ● 殘肢包紮
　　　　　　　　 ⬇腫脹
橡皮 ● 手術時加壓
　　　　　　　　　　 類風濕性關節炎
法蘭絨繃帶 ● ⬇疼痛
　　　　　　　　 疼痛
骨折使用
石膏繃帶
矯正畸形

● 捲軸繃帶

包紮繃帶種類

套入式繃帶

彈性網狀 ● 常用於不易包紮之部位
棉質 ● 保護皮膚
紗布 ● 敷料固定

3呎正方棉布
手臂骨折 ● 用途
　　　　　　　　 ★ 三角巾
肘彎曲向上<90
　　　　　　　 懸掛手臂
手腕高於手肘

▶▶重點整理 | 16-2 包紮繃帶種類

1. 三角巾懸臂包紮法應**支托患側上臂，手腕略高於肘部 10~12 公分**；患肢的**手心朝內**；三角巾的底角放於健側肩上打平結；**手肘彎曲角度應小於 90 度**，以提供適當的支撐；手腕須托住。

2. 當患處不宜用捲軸繃帶包紮時，可選用合宜的束帶。

3. 彈性繃帶包紮的目的是**預防腫脹及限制關節活動**。

4. 使用彈性繃帶包紮時，應隨時觀察末梢肢體之外觀顏色、溫度、感覺等。

5. 當以彈性繃帶為病人包紮手部 20 分鐘後，病人主訴患肢疼痛厲害，應先幫病人鬆開繃帶，評估患肢情況。

6. 彈性束腹帶應用在腹部傷口之目的是：減輕腹部傷口疼痛、促進排氣及引流、支托腹部。

7. 病人接受全膝關節置換術，目前患肢彈性繃帶包紮固定中，當病人抱怨末梢麻木刺痛感增加時，護理師應鬆開繃帶觀察。

8. 當病人跌倒造成下肢多處挫傷流血，右腳疼痛無法站立時，護理師應使用棉布繃帶協助處理。

● Memo

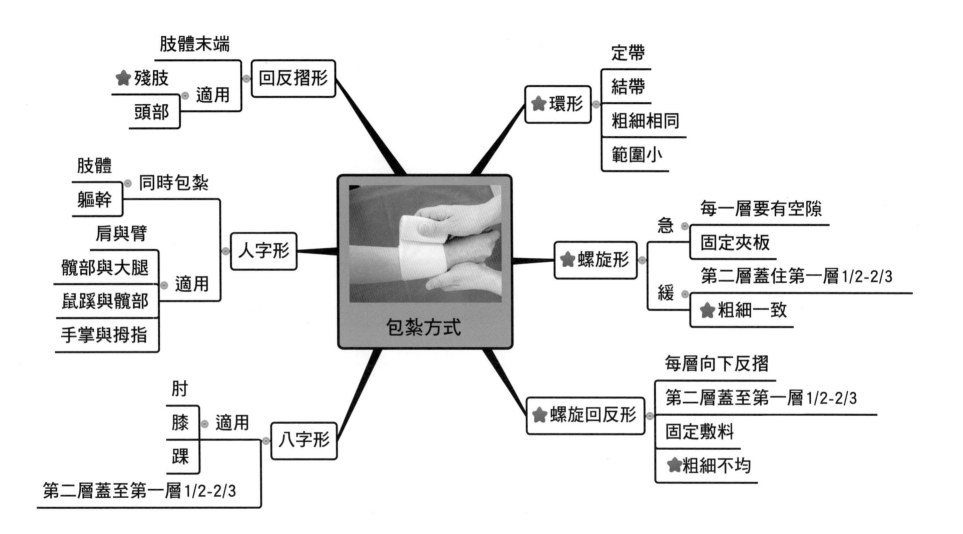

肢體末端

★ 殘肢 ─○ 適用 ─● 回反摺形

頭部

定帶

結帶

★ 環形

粗細相同

範圍小

肢體 ─○ 同時包紮

軀幹

肩與臂

人字形

髖部與大腿 ─○ 適用

鼠蹊與髖部

手掌與拇指

包紮方式

每一層要有空隙

急 ─○ 固定夾板

★ 螺旋形

第二層蓋住第一層1/2-2/3

緩

★ 粗細一致

肘

膝 ─○ 適用

八字形

踝

第二層蓋至第一層1/2-2/3

每層向下反摺

第二層蓋至第一層1/2-2/3

★ 螺旋回反形

固定敷料

★ 粗細不均

▶▶重點整理 **16-3 包紮方式**

1. **回反摺型包紮法可用於殘肢部位的包紮。**

2. 螺旋回反形包紮法

   (1) 粗細不同的肢體，可採螺旋回反形包紮法。

   (2) 螺旋回反形包紮法適用於小腿。

3. 急螺旋包紮法

   (1) 急螺旋包紮法常用於夾板固定。

   (2) 繃帶與束帶在簡易固定夾板時，可採急螺旋包紮法。

4. 人字形包紮法：當大姆指受傷流血，可採用人字形包紮法，來固定敷料。

5. 八字形包紮法

   (1) **八字形包紮法是用於固定關節處（如肘、踝關節）之敷料與限制關節活動的包紮法。**

   (2) 病人因運動導致膝關節撕裂傷，採用包紮時宜選用 2~3 吋寬之捲軸繃帶；覆蓋傷口後再採八字形包紮法。

6. 雙丁字帶適用於固定男性生殖器的敷料。

7. **丁字帶適用於女性會陰部敷料**固定。

8. 多頭帶適用於大範圍的胸部、腹部包紮。

9. 使用多頭帶包紮腹部，**由上往下傾斜包紮**旨在協助**產後惡露排出**之方法。

● Memo

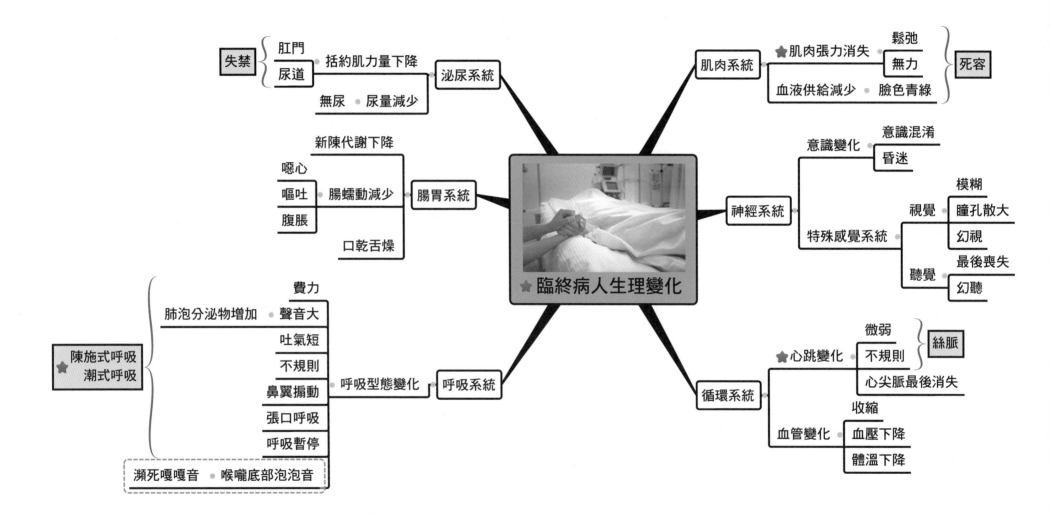

失禁
肛門
尿道
括約肌力量下降
無尿 ● 尿量減少
泌尿系統

新陳代謝下降
噁心
嘔吐
腹脹
腸蠕動減少
口乾舌燥
腸胃系統

★陳施式呼吸
潮式呼吸
費力
肺泡分泌物增加 ● 聲音大
吐氣短
不規則
鼻翼搧動
張口呼吸
呼吸暫停
呼吸型態變化
呼吸系統
瀕死嘎嘎音 ● 喉嚨底部泡泡音

★臨終病人生理變化

★肌肉張力消失
鬆弛
無力
血液供給減少 ● 臉色青綠
肌肉系統
死容

意識變化
意識混淆
昏迷
特殊感覺系統
視覺
模糊
瞳孔散大
幻視
聽覺
最後喪失
幻聽
神經系統

★心跳變化
微弱
不規則
心尖脈最後消失
絲脈
血管變化
收縮
血壓下降
體溫下降
循環系統

▶▶ 重點整理　17-1　臨終病人生理變化

1. 臨終病人的**生理變化**

   (1) 臉頰肌肉鬆弛及下頷下陷的希氏面容 (Facies Hippocratica)，或稱死容。

   (2) 眼神散漫，眼球逐漸固定不動，瞳孔放大。

   (3) 定向感混亂。

   (4) 肺部分泌物增加，產生吵雜的呼吸音，出現陳施氏 (Cheyne-Stokes) 呼吸型態；細胞缺氧出現喟嘆式呼吸。

   (5) 脈搏漸轉弱出現絲脈，頸動脈最易測得脈搏變化，最後消失的脈搏是心尖脈。心尖搏動比四肢脈搏更晚消失。

   (6) 由於循環功能減弱，出現全身盜汗，周邊血管收縮，皮膚發紺、蒼白，肢體末端變冷。

   (7) 腸蠕動變慢造成腹脹現象。

   (8) 肌肉張力消失，吞嚥困難。

   (9) 血壓下降至無法測量。

   (10) **神經系統以感覺功能最快消失。**

   (11) 可能會有視力及聽力的幻覺，可能會聽到死去親友與他說話。

   (12) **聽覺是最後消失的感覺。**

2. **腦幹反射判定的項目：瞳孔反射、喉頭反射及氣管反射。**

3. 學齡期的孩童常會將死亡擬人化。

4. 末期病人出現意識不清及瀕死時的嘎嘎音 (Death Rattle) 時提供的護理措施：**採側臥姿勢，以利分泌物流出**，避免嗆到；給予口腔護理；可給予 Hyoscine Hydrbronide (Scopolamine)；可協助抽痰清除喉頭痰液。

※ 臨終護理

1. 應鼓勵家屬趁病人意識尚清楚時，多與病人溝通。

2. 臨終病人及其家屬的護理措施：

   (1) 當病人張口呼吸時，需給予口腔護理，以保持口腔清潔與溼潤。

   (2) 可以用檸檬水讓病人漱口，以增加口腔的舒適。

   (3) 止痛藥的使用，以提供病人舒適為主，較不考慮副作用及成癮性。

   (4) 病人血液循環變慢，應給予適當的保暖。

   (5) 對於意識清醒的病人，可提供軟質或流質飲食。

   (6) 在靈性的需求層面，可提供病人宗教信仰的支持。

3. 當臨終病人雙眼一直睜開時，可以生理食鹽水紗布覆蓋。

4. 臨終病人若有活動假牙，出現臉部及下頷肌肉鬆弛，其處置方式適當的是暫時先取出假牙，交給家屬保管；病人臨終前將假牙置回口腔。

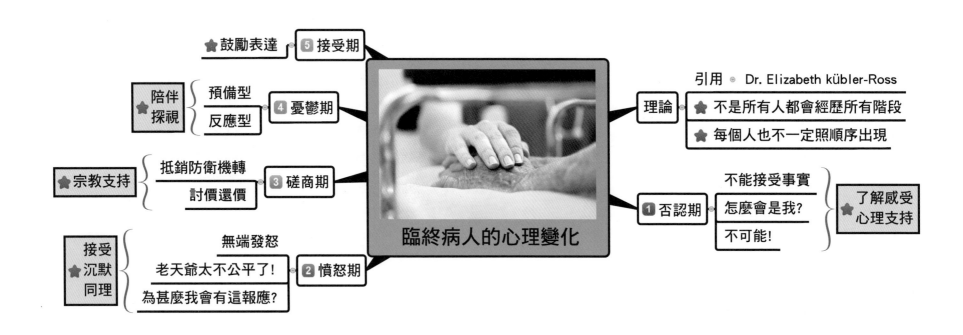

★鼓勵表達　5 接受期

陪伴探視 { 預備型 / 反應型 }　4 憂鬱期

★宗教支持 { 抵銷防衛機轉 / 討價還價 }　3 磋商期

接受 ★沉默 同理 { 無端發怒 / 老天爺太不公平了! / 為甚麼我會有這報應? }　2 憤怒期

臨終病人的心理變化

理論 ── 引用 ● Dr. Elizabeth kübler-Ross
★ 不是所有人都會經歷所有階段
★ 每個人也不一定照順序出現

1 否認期 { 不能接受事實 / 怎麼會是我? / 不可能! }　★了解感受 心理支持

▶▶重點整理   17-2   臨終病人的心理變化

1. 病人被醫師診斷為癌症時，認為這個醫師診斷錯誤，而四處尋醫，此時病人處於否認期的心理過程。

2. 當有些病人在面對死亡時，會有藉助宗教信仰，許下諾言作為交換條件，如：「假如讓我的病情穩定，我就捐錢蓋廟，終身吃齋唸佛」，期望能延長生命或減輕痛苦。此依照庫伯樂羅絲 (Kübler Ross) 所提出瀕死病人的心理反應，是屬於磋商的反應。

3. 當護理一位正處於憂鬱期的臨終病人，合宜之護理行為是：提供安靜、獨立的環境；評估病人是否有自殘的行為並適當給與轉介；鼓勵家屬多探視。

4. 病人被診斷為「癌症」時，向家屬抱怨「我那麼年輕怎麼可能會得癌症，會不會是檢查錯誤？」病人的情緒反應屬於懷疑 (Suspicion)。

5. 瀕死病人所經歷的五項心理因應機轉，除了病人本身有此心理調適反應外，家屬通常也會經歷類似的過程。

6. 當臨終病人處於哀傷過程中之憤怒期時，教導病人合理的情緒表達方式最適當的護理原則。

7. 當癌症末期的病人向護理師表示希望藉由宗教祈求奇蹟出現時，護理師的合宜措施是：傾聽其對宗教與生命期望的感受，及聯絡相關宗教的專職人員探視病人。

8. 病人的罹癌心理過程與照護重點：

    (1) 處於憂鬱期，應多傾聽並同理，協助病人適當發洩情緒；多探視病人，注意有無自殺意念或行為。

    (2) 處於磋商期，應著重維持病人舒適及減輕疼痛等不適症狀；支持病人並評估其與家屬對疾病的了解程度。

9. 預期性哀傷 (Anticipatory Grief)：可讓病人與家屬有時間作道別並完成未了心願；病人與家屬雙方在病人未逝世前就已經體驗哀傷，可幫助漸進性承認死亡為無可避免之事實。

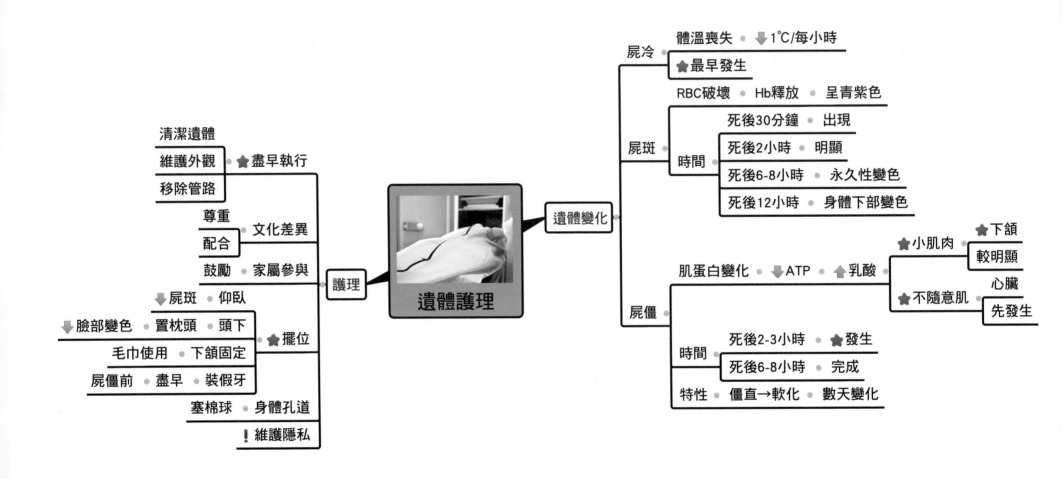

清潔遺體
維護外觀 ◦ ⭐盡早執行
移除管路

尊重
配合 ◦ 文化差異
鼓勵 ◦ 家屬參與

⬇屍斑 ◦ 仰臥
⬇臉部變色 ◦ 置枕頭 ◦ 頭下 ◦ ⭐擺位
毛巾使用 ◦ 下頜固定
屍僵前 ◦ 盡早 ◦ 裝假牙

塞棉球 ◦ 身體孔道

！維護隱私

護理

遺體護理

遺體變化

屍冷 ◦ 體溫喪失 ◦ ⬇1℃/每小時
　　　⭐最早發生

屍斑
RBC破壞 ◦ Hb釋放 ◦ 呈青紫色
時間
死後30分鐘 ◦ 出現
死後2小時 ◦ 明顯
死後6-8小時 ◦ 永久性變色
死後12小時 ◦ 身體下部變色

屍僵
肌蛋白變化 ◦ ⬇ATP ◦ ⬆乳酸
⭐小肌肉 ── ⭐下頜
　　　　　　　較明顯
⭐不隨意肌 ── 心臟
　　　　　　　先發生
時間
死後2-3小時 ◦ ⭐發生
死後6-8小時 ◦ 完成
特性 ◦ 僵直→軟化 ◦ 數天變化

▶▶重點整理　17-3　遺體護理

1. 安寧照顧 (Hospice Care) 是提供緩和性和支持性的照顧；病人可擁有極大的自主性；促進病人的生活品質。

2. 腦死判定標準：對刺激無反應、無自然呼吸、無肌肉活動、無反射作用（瞳孔對光、角膜、作嘔與喉頭反射、頭－眼反射）、腦波圖呈一直線、腦部無血流。

3. 遺體變化

   (1) 人體死亡後會出現遺體變化：首先出現的變化是體溫降低、**屍冷**（每小時下降 1℃）→**屍斑**（死後 20~30 分鐘開始）→**屍僵**（死後 2~3 小時開始，6~8 小時達完全）、小肌肉較大肌肉先發生僵硬的現象，大多由頭頸部開始，首先發生在**下頜**。

   (2) 屍斑乃因紅血球破壞，釋放血紅素，產生墜積性充血；小肌肉較大肌肉先發生屍斑；受壓迫部位不易產生屍斑。

   (3) 人體即將死亡前，全身肌肉是鬆弛的；死亡後 6~8 小時，肌肉呈現僵硬狀態；遺體在完全僵直後，可能會再次軟化。

4. 遺體護理 (Postmortem Care)

   (1) 在下頜未變硬前先裝回假牙，再以紗布繃帶固定下巴。

   (2) 最好在屍僵發生前完成。若屍僵已產生，而遺體護理尚未完成，可以用**熱敷方式軟化遺體**。

   (3) 屍僵發生前屍體擺置的處置：協助仰臥以防臉部出現屍斑、雙手置於身側或前胸。

   (4) 拔除病人身上所有導管；若有髮夾等尖銳物，最好先取下。

   (5) 全程都應以尊重的心態執行並**注重往生者的隱私**。

   (6) 護理人員在執行遺體護理擦拭死者身體時，可與死者說話並告知其病痛已經遠離；可在下巴墊毛巾捲來使嘴巴闔起；若遇眼睛未能閉上時，可用膠布暫時黏貼或在眼輪肌按摩。

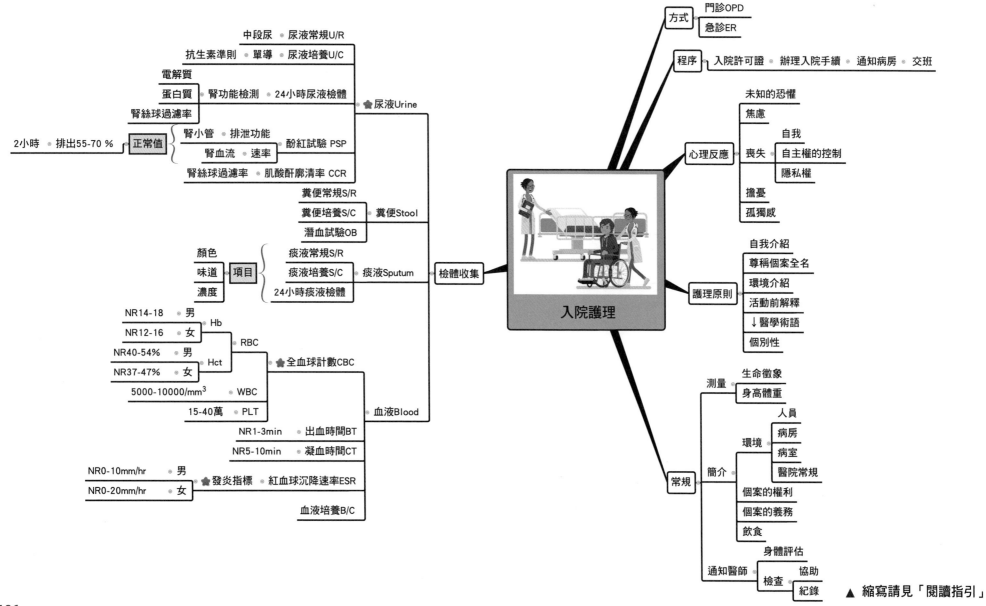

中段尿 • 尿液常規U/R

抗生素準則 • 單導 • 尿液培養U/C

電解質

蛋白質 — 腎功能檢測 • 24小時尿液檢體

腎絲球過濾率

♣ 尿液Urine

2小時 • 排出55-70 % — 正常值

腎小管 — 排泄功能

酚紅試驗 PSP

腎血流 • 速率

腎絲球過濾率 • 肌酸酐廓清率 CCR

糞便常規S/R

糞便培養S/C • 糞便Stool

潛血試驗OB

顏色

味道 — 項目

濃度

痰液常規S/R

痰液培養S/C • 痰液Sputum

24小時痰液檢體

檢體收集

NR14-18 • 男 — Hb

NR12-16 • 女

RBC

NR40-54% • 男 — Hct

• ♣ 全血球計數CBC

NR37-47% • 女

5000-10000/mm³ • WBC

15-40萬 • PLT

血液Blood

NR1-3min • 出血時間BT

NR5-10min • 凝血時間CT

NR0-10mm/hr • 男

• ♣ 發炎指標 • 紅血球沉降速率ESR

NR0-20mm/hr • 女

血液培養B/C

入院護理

方式 — 門診OPD / 急診ER

程序 — 入院許可證 • 辦理入院手續 • 通知病房 • 交班

心理反應 — 未知的恐懼 / 焦慮 / 喪失 — 自我 / 自主權的控制 / 隱私權 / 擔憂 / 孤獨感

護理原則 — 自我介紹 / 尊稱個案全名 / 環境介紹 / 活動前解釋 / ↓醫學術語 / 個別性

常規 — 測量 — 生命徵象 / 身高體重

簡介 — 環境 — 人員 / 病房 / 病室 / 醫院常規 / 個案的權利 / 個案的義務 / 飲食

通知醫師 — 身體評估 / 檢查 — 協助 / 紀錄

▲ 縮寫請見「閱讀指引」

▶▶ 重點整理　18-1　入院護理

1. 迎接新入院病人之護理常規：測量病人生命徵象、身高及體重，並記錄之；協助醫師檢查病人，並擬定初步的護理計畫；交由病人使用之醫院財產，需列清單請病人簽收。

2. 各類**培養檢查**結果，可作為選擇**抗生素的依據。**

3. 剛入院病人應運用同理心，鼓勵病人描述住院的感想及其關心的議題。

4. 當病人新入院時，護理師應提供示範床輪與床欄的使用及給藥進行三讀五對，以提高病人在醫療環境中的安全。

5. 結核病人之接觸者應執行胸部 X-ray 攝影。

※ 血液檢驗

1. 血液的生化檢查需在收集檢體前告知病人要**禁食 6~8 小時。**

2. 成人白血球分類計數 (Differential Count) 中各類血球的正常值：**嗜中性白血球占總白血球計數中的 60~70%；淋巴球占總白血球計數中的 20~40%；嗜酸性白血球占總白血球計數中的 1~3%；嗜鹼性白血球占總白血球計數中的 0~1%。**

3. 執行動脈血液氣體分析時，可直接用針筒內含有 Heparin 的特製空**針進行抽血。**

4. 當護理人員在為病人執行靜脈血液檢體收集時，皮膚需以 10% 碘酒消毒後，再用 75% 酒精消毒；皮膚消毒方向由內而外，範圍約直徑 3 吋。

5. 血液培養 (Blood Culture) 可作為選擇抗生素使用種類的指標。

6. 蒐集血液檢體時為了避免產生溶血現象，血液檢體應沿著試管壁，約呈 45 度角緩緩注入。

7. 靜脈抽血後，引起檢體溶血之原因：試管內含水分、血液從針筒未沿著試管壁呈 45 度打入試管、使用較細的針頭抽血、劇烈搖動血液檢體。

8. 血液培養檢體收集抽血時，針頭斜面向上與採血處呈 45 度角插入靜脈血管；抽血後須更換針頭再注入培養瓶，先注入厭氧瓶再注入需氧瓶。

※ 痰液檢驗

1. 正常痰液：性質為透明清澈、無色無味；每天痰量為 **0~25 c.c.。**

2. 應蒐集早晨醒來未清潔口腔、未進食前的第一口痰液；為收集肺部深處的痰，可請病人深呼吸 3~4 次後，於呼氣時用力咳出痰；最好於檢體留取後 20~30 分鐘內送檢，否則應存放在 4℃冰箱；無法自行咳嗽者，可使用抽痰法來蒐集痰液；確認病人咳出的為痰液非唾液。

3. 痰液顏色及可能所代表的意義：**肺水腫者會有粉紅色泡沫痰；慢性支氣管炎者會有黃綠色痰；肺膿瘍者會有綠色痰液；肺炎者會有鐵鏽色痰液。**

※ 糞便檢驗

1. 病人執行**糞便潛血檢查前 3 天，不可進食大量肉類、內臟、菠菜、含鐵食物，以免檢查結果出現偽陽性。**

2. 當病人的大便檢體呈黑褐色，可詢問病人近三天的飲食內容，提供判斷的訊息。

3. 糞便常規檢查：

   (1) 檢驗的目的在檢查糞便的一般性狀。

   (2) 應遵守**內科無菌技術**。

   (3) 請病人先解大便到便盆中，挖一小粒中央段的大便到收集盒內，若為水便或稀便，可用棉花棒沾取留存。

   (4) 收集大便檢體前要確認女性病人是否在月經期。

   (5) 提醒病人不可將衛生紙置於糞便檢體上。

   (6) 糞便的檢體應避免受到尿液染汙，請病人先排空膀胱再解便，因尿液會殺死阿米巴原蟲。

   (7) 糞便成分的分析可知腸胃道有無腫瘤、出血或感染。

4. 若要做糞便培養，可利用無菌培養棉棒輕輕插入肛門 1~2 公分，旋轉一圈。

5. **收集阿米巴原蟲前，需先將便盆溫熱。**

6. **進行蟯蟲檢查前，早晨起床先不要解便**，於如廁前採集檢體，**用收集蟯蟲之透明膠布在肛門口附近輕壓，以沾取蟲卵。**

7. 收集寄生蟲糞便檢體需要立即送檢，最主要之原因為溫度會影響結果的判斷。

※ 尿液檢驗

1. 尿液中正常的物質包括肌酸酐、尿素氮、鈉離子，但不應含有酮體。

2. 尿液常規檢查：

   (1) 主要在檢驗尿液的一般性狀。

   (2) **尿液檢體應盡量於 30 分鐘內送檢**，以免放置過久造成 pH 值下降，若未能立即送檢，可放於 4~10℃冰箱內暫存並在 2 小時內送檢。

   (3) 當收集常規尿液檢查之尿液標本時，請病人先清潔會陰部後，先解前段尿不要，取中段尿於清潔容器內。

3. **尿液顏色可能代表的意義：橘色尿（橙色）可能為服用 Rifampin 抗結核藥物；紅色尿可能為下泌尿道出血；黃色尿可能為服用維生素 B 群藥物；當尿液常呈現渾濁、乳糜狀，則可能是念珠菌感染。**

4. 尿液檢體收集的時機在使用抗生素之前。

5. 收集尿液培養檢體時，**若尿液檢體放置過久，會造成尿液 pH 值升高，進而影響檢驗結果。**

6. 當病人常規尿液報告中白血球數量異常，要進行尿液培養檢查時，護理人員可執行單次導尿法，並將尿液放置在無菌容器中。

7. 為裝置有存留導尿管的病人蒐集尿液常規檢查 (Urinalysis) 的檢體，最佳的檢體蒐集方式，採無菌原則以空針自尿管及尿袋交接處抽取尿液。為導尿管留置病人進行尿液培養，則夾住引流管 30 分鐘後，以優碘消毒橡皮接頭處，再以空針抽取所需尿液。

8. 女病人收集尿液檢體時，需先評估目前月經是否來潮，與醫師討論執行單次導尿的適用性。

Memo

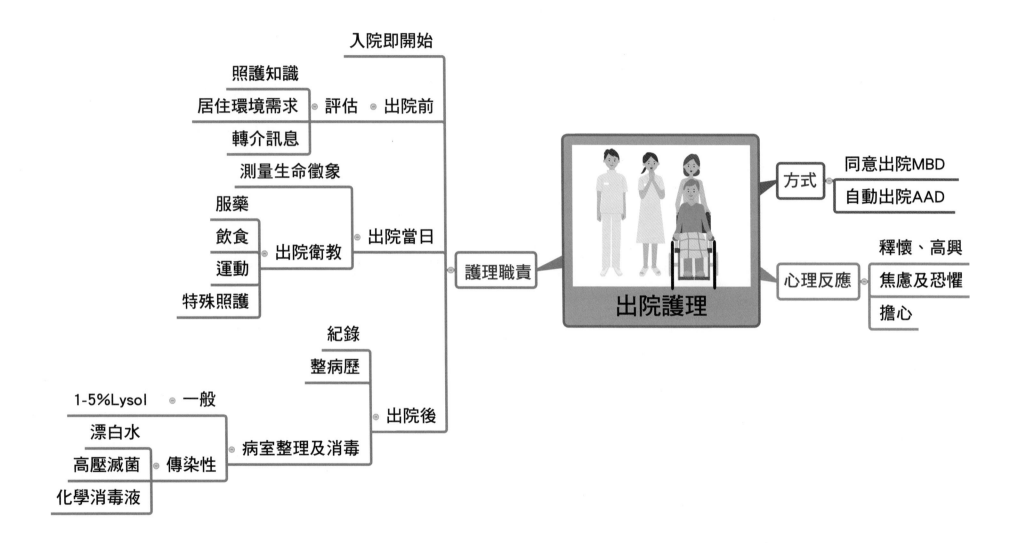

入院即開始

照護知識
居住環境需求 —◦ 評估 —◦ 出院前
轉介訊息

測量生命徵象
服藥
飲食 —◦ 出院衛教 — 出院當日
運動
特殊照護

紀錄
整病歷
1-5%Lysol —◦ 一般
漂白水
高壓滅菌 —◦ 傳染性 — 病室整理及消毒 —◦ 出院後
化學消毒液

—◦ 護理職責

出院護理

方式 — 同意出院MBD
自動出院AAD

釋懷、高興
心理反應 —◦ 焦慮及恐懼
擔心

▶▶重點整理　18-2　出院護理

1. 轉出 (Transfer) 的原因：可能是因醫療需要轉至其他醫院、病情惡化需要轉到加護病房或從四人房要求住到單人房。

2. **病人的出院計畫開始於病人入院第 1 天。**

3. 出院計畫主要是以病人為中心所制訂的計畫內容，亦需包含提供居家照顧的需要。

4. 出院計畫須確保病人離院後能否自我照顧，或家屬是否已經學會照顧病人的能力。

5. 病人在出院當天，護理人員以紅筆在體溫單 40℃以上處，記錄出院時間。

6. 出院當天需測量病人的生命徵象並記錄之。

7. 病人出院後，若需協助換藥，可建議病人至門診掛號就醫診視。

8. 病人出院後如有需要，可協助病人轉介至當地衛生所或居家護理機構。

9. **自動出院 (A.A.D.) 是指醫師不同意病人出院，但病人要求出院。常見於病人或家屬，欲放棄治療或轉求其他治療。**

10. 傳染病病人出院後，病室環境之處理：包括病室需用紫外線進行消毒；病房及用物應先以紫外線照射 30 分鐘後，再拆各類布單；最好吹晾（空置）24 小時再鋪床；地板、牆壁若有血跡或體液需以漂白水清洗；病室內耐高溫的用物要**高壓蒸氣滅菌消毒**後才能進行清洗；護理人員採隔離技術，穿戴手套、口罩、隔離衣，以保護自己。

● Memo

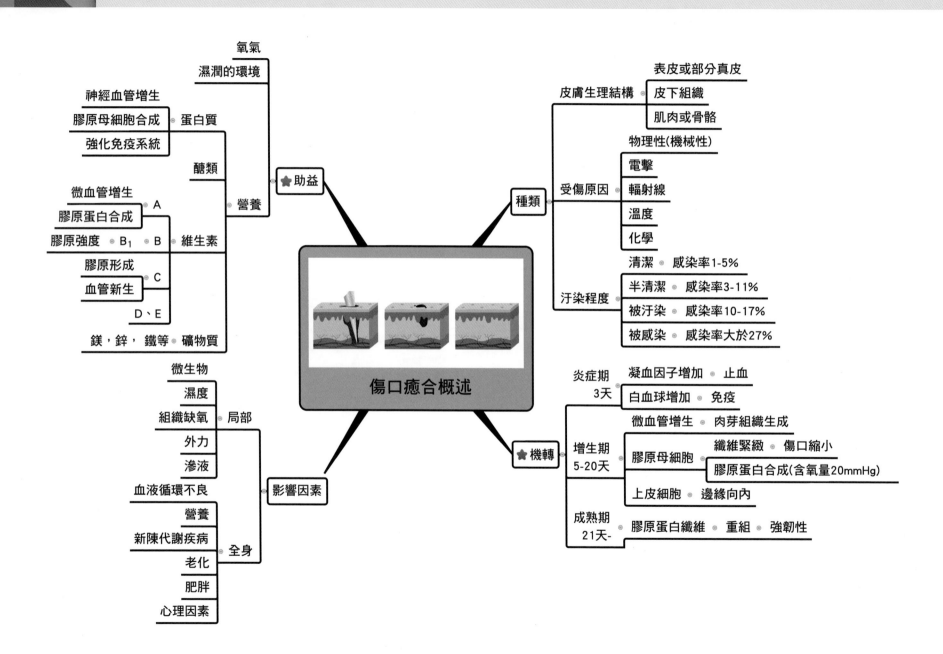

氧氣

濕潤的環境

神經血管增生

膠原母細胞合成 — 蛋白質

強化免疫系統

醣類

★助益

微血管增生

膠原蛋白合成 — A

膠原強度 — B₁ — B — 維生素

膠原形成

血管新生 — C

D、E

鎂，鋅，鐵等 — 礦物質

營養

微生物

濕度

組織缺氧 — 局部

外力

滲液

血液循環不良

營養

新陳代謝疾病

老化 — 全身

肥胖

心理因素

影響因素

傷口癒合概述

種類

皮膚生理結構

表皮或部分真皮

皮下組織

肌肉或骨骼

受傷原因

物理性(機械性)

電擊

輻射線

溫度

化學

汙染程度

清潔 — 感染率1-5%

半清潔 — 感染率3-11%

被汙染 — 感染率10-17%

被感染 — 感染率大於27%

★機轉

炎症期
3天

凝血因子增加 — 止血

白血球增加 — 免疫

增生期
5-20天

微血管增生 — 肉芽組織生成

膠原母細胞

纖維緊緻 — 傷口縮小

膠原蛋白合成(含氧量20mmHg)

上皮細胞 — 邊緣向內

成熟期
21天-

膠原蛋白纖維 — 重組 — 強韌性

▶▶重點整理　19-1　傷口癒合概述

1. 傷口基底顏色的區分及照護重點

傷口基底顏色	特性	傷口照護重點
紅色	肉芽組織，表示傷口正在癒合	保持**傷口適當濕度**
黃色	腐肉或滲液，表示傷口有感染	加強傷口清潔及換藥
黑色	壞死組織或結痂，表示傷口出現組織缺血及壞死	傷口清創手術

2. 傷口癒合與營養成分的關係

營養成分	每日需要量	功能特性
蛋白質	0.8 公克／公斤	**增加膠原蛋白合成、促進傷口癒合、強韌免疫機制**
維生素 C	60 毫克／天	**增加膠原蛋白的穩定性、增加組織的修復、減少傷口感染**
維生素 A	800~1,000 mcg	**增加上皮細胞及膠原蛋白合成、增加巨噬細胞及單核球，以提升免疫力**
維生素 B_6	1.6~2.0 毫克	增加膠原蛋白及蛋白質合成、增加紅血球及抗體生成
水分	2,000 毫升	構成細胞的成分、體液的介質

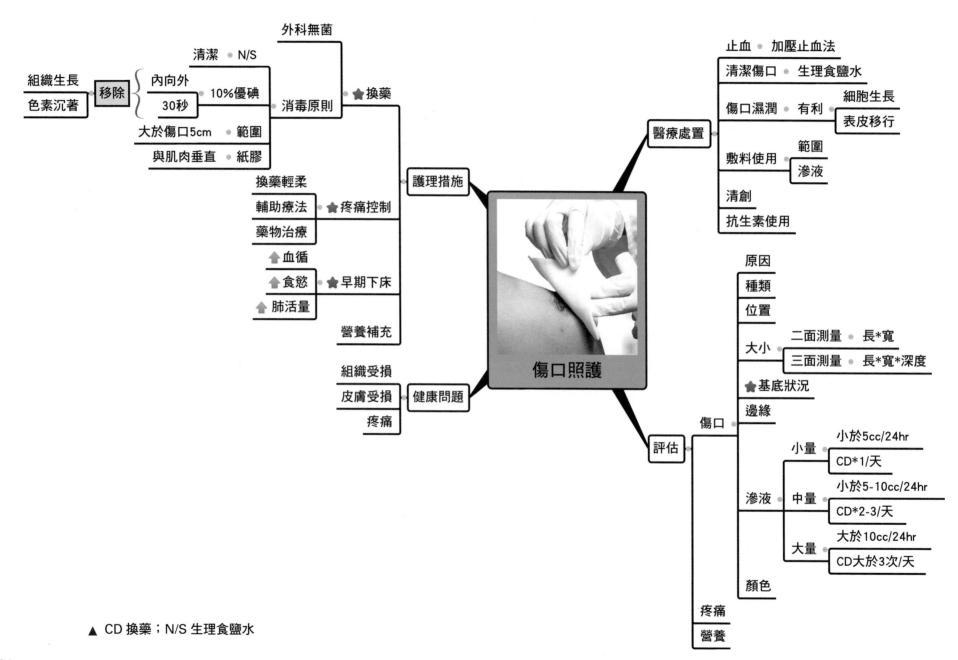

組織生長
色素沉著
移除

內向外
30秒
大於傷口5cm ● 範圍
與肌肉垂直 ● 紙膠

清潔 ● N/S
10%優碘

外科無菌
消毒原則

★換藥

換藥輕柔
輔助療法 ● ★疼痛控制
藥物治療
⬆血循
⬆食慾 ● ★早期下床
⬆肺活量
營養補充

護理措施

傷口照護

醫療處置

止血 ● 加壓止血法
清潔傷口 ● 生理食鹽水
傷口濕潤 ● 有利 ● 細胞生長
表皮移行
敷料使用 ─ 範圍
渗液
清創
抗生素使用

組織受損
皮膚受損
疼痛
健康問題

評估

傷口

原因
種類
位置
大小 ● 二面測量 ● 長*寬
三面測量 ● 長*寬*深度
★基底狀況
邊緣
渗液 ─ 小量 ● 小於5cc/24hr
CD*1/天
中量 ● 小於5-10cc/24hr
CD*2-3/天
大量 ● 大於10cc/24hr
CD大於3次/天
顏色

疼痛
營養

▲ CD 換藥；N/S 生理食鹽水

● Memo

▶▶重點整理 19-2 傷口照護

1. 傷口包紮時，包紮部位若在皮膚皺摺處，需先墊棉墊，以防摩擦。

2. 術後第一天傷口的照顧，**應禁止熱敷**，因可能增加出血與傷口腫脹。

3. 當壓傷傷口出現紅、腫、熱、痛及化膿性滲出物，護理師欲採取傷口標本作培養，**不要做任何傷口清洗，可直接取樣**。

4. 傷口分泌物種類及特性

傷口分泌物種類	顏色	特性
清水性	透明、無色	含血液及血清
血水性	淺紅色	含血液、血清及紅血球
膿血液	棕褐色、紅色	1. 含紅血球、白血球、腐肉細胞、微生物 2. 黏稠血狀、惡臭
膿性液	黃色、綠色、黃綠色	1. 含腐肉細胞、微生物 2. 黏稠狀
漿性液	淺紅色	含紅血球

5. 換藥注意事項：包含**換藥前後洗手、嚴格遵守無菌技術**、動作輕柔及隨時注意病人反應，必要時依醫囑於換藥前 30 分鐘，給予止痛藥，以減輕換藥時所產生的疼痛不適。

6. 引流管護理注意事項：包含充分與病人的說明及解釋、**定時評估及記錄引流液的量及性質、維持管路通暢**、定時排空以免影響引流功能及感染、執行護理活動時採無菌技術、**固定引流管低於傷口位置、鼓勵病人下床活動促進引流**。

7. 膽道手術所放置的 T 型管，其引流膽液的原理是利用**重力引流**。

國家圖書館出版品預行編目資料

基本護理學總複習：心智圖解析／林玫君編著.
－初版－新北市：新文京開發出版股份有限
公司, 2022.01
面；　公分

ISBN　978-986-430-805-7（平裝）

1.CST: 基本護理學

419.6　　110022158

基本護理學總複習－心智圖解析　（書號：**B442**）

編 著 者	林玫君
出 版 者	新文京開發出版股份有限公司
地　　址	新北市中和區中山路二段 362 號 9 樓
電　　話	(02) 2244-8188（代表號）
F A X	(02) 2244-8189
郵　　撥	1958730-2
初　　版	2022 年 1 月 20 日

建議售價：400 元

法律顧問：蕭雄淋律師

ISBN　978-986-430-805-7

New Wun Ching Developmental Publishing Co., Ltd.

New Age · New Choice · The Best Selected Educational Publications — NEW WCDP